ビタミンD３（陽光ホルモン）１日２万５千～10万 IU
一年の超多量摂取実験の奇跡的な結果！！

ビタミンD３で健康革命！

女性に多い７０の病気はビタミンD３とビタミンKで治る！

日光に当たらなくてもヘルシーな生活ができる！！！

Jeff T. Bowles　著

L. Dent　訳

Jeff T. Bowles Publishing 有限会社 ©

目次

はじめに
1．この本のポイント
2．冬眠
3．人間の冬眠現象
4．ビタミンD3の歴史
5．ビタミンDの毒性再考：ビタミンKと分子機構
6．大量摂取
7．老化とビタミンD3
8．老化について
9．ビタミンD3不足の危険
10．すべての病気の治療は30日以内に見つかる！
11．ベストな血液検査
12．ビタミンD3のレベルを自分で確かめよう
13．なぜ陽光だけでは足りないのか
14．正しい摂取量の決め方
15．ビタミンD3不足とガン
16．人間の冬眠現象に関する新説
17．ビタミンK1とビタミンK2の違い
18．肥満
19．ビタミンK2の質
20．長寿とビタミンD3
21．最後に
22．経験談

はじめに

みなさんに僕の発見をお伝えする興奮で、この本を書き始めたときはすぐにできると確信していた。実際に４日で下書き終えた。

医者は「危険」だというかもしれないような実験のノートや日記をもとにして書いたところへ、進化理論などの面白い情報を足して、シェアしてもらえるものにしようとしたので、普通の健康本とは違う形になったが、ここ一年の自己実験の旅を一緒に経験してもらえればとても嬉しい。

１．この本のポイント

みんなの興味をそそる、一番面白いポイントはこれだろう。僕の実験・研究・リサーチの結果は単純でエレガントな理論になる。簡単な事実と常識を組み合わせれば、人間の大抵の病気は説明できる。老化と突然変異は別として、ほとんどの病気はビタミンＤ３の大量摂取をうまく使うことで治すか防ぐことができると信じる。

さて、「人間の冬眠現象」とはなんだろう。人間の体が太陽に十分当たらなくて、冬眠準備の状態になってしまう現象だ。

事実１：

ビタミンＤ３はビタミンではない！セコステロイド(secosteroid)というホルモンの一種で、体細胞の遺伝子発現に影響を与えるものだ。人体細胞はみなビタミンＤ３受容体を持っている。

事実２：

ビタミンＤ３はビタミンＤが活気ホルモンになったものである。伝統的には、皮膚を陽光に与えることで得るものとなっていた。
（詳しく言うと、陽光がビタミンＤを活性化して、コレステロールのような、実はコレステロールから作られている、ホルモンに変える。腎臓や肝臓を通っていく過程もあるのだが、ここでは省略する。）しいたけのようなものを食べればビタミンＤ１とＤ２が摂取できることは知られているが、ビタミンＤ１とビタミンＤ２は植物系の合成物で、動物性のＤ３よりずっと弱い。

ホルモンの内、ステロイドと呼ばれるものはもともとコレステロールから生産される。ビタミンＤ３やコルチゾールの場合はわかり難いが、名前だけでステロイドだとわかるものも多い（コレステロール → ステロイド）。例えば、テストステロン、エストロゲン、デヒドロエピアンドロステロン(DHEA)、プロゲステロンなど。これらの分子構造はほとんど同じだ。

事実３：

普通、皮膚は暗い冬の日より明るい夏の日にビタミンD３を多く作る。D３は食品から吸収もできるので、今は食品だけからD３を得る人が多いかもしれないが、歴史的には陽光に頼ることが多かった。

事実４：

ビタミンD３不足は様々な病気と関連しているが、ここでは肥満、鬱、関節炎、そして普通の風邪だけに集中しよう。

春〜夏には陽光が多めなので、人間の体はビタミンD３を十分に持っている。進化論的に見ると、体は食べ物が豊富で日照時間が長いという楽な季節を予想している。陽光ホルモンビタミンD３は体に「エネルギーを使ってもいいよ！今はビタミンや食べ物がたくさんあるから」というメッセージを伝える。だから活発な生活ができて、食欲調節もスムーズで、身体中が元気でヘルシーな状態になってくる。

だが冬になると、高緯度地域の住民のD３の生産は急に落ちる。もう一度進化の立場から見ると、人間の体は資源の不足、飢饉などを予想するようになる。（ドナー隊のことを考えてみよう！この開拓移民グループが１８４６年ネバダ州の山脈で吹雪のなかで飢え始めて、生存のために人肉食することになってしまった。８７人中４８人しか生きのこらなかった。）

D３のレベルの低下は北国の熊が冬眠準備に入るシグナルの一つだ。夏の黒熊の体中D３のレベルは２３nmol/L（人間の１０ng/mL相当）だが、冬眠中は８nmol/L（人間なら３ng/mL）まで落ちる。これをカバーするために、熊の体は活性化されていないビタミンDの一種（ニセ・ビタミンD２）をいっぱい作り始める。同時にできるだけ体重を増やすために、一生懸命食べだす。メスの熊は夏から冬までの間に体重を７０％増やすことも多い。アライグマ、スカンク、ウッドチャック、シマリス、ハムスター、ハリネズミ、コウモリなど、他にも冬眠する哺乳類はたくさんいる。ワニのような爬虫類や両生類のほとんどもみな冬眠する。どうやら冬眠というものは古代から全ての動物が身につけた適応反応らしい。ということは、人間のDNAにもきっと抑圧された古代からの冬眠機構が含まれているのだろう。

２。冬眠

人間が本当に冬眠する祖先から進化してきたということが信じられない人には、犬も冬眠する動物から進化してきたということも信じられないだろう。でも、現代の犬の祖先と見られているアライグマの例を見て欲しい。

ウイキペディアの「アライグマ」の記事によると：

> アライグマはイヌ科のなかでただ一つ冬眠する種である。初冬から皮下脂肪を１８〜２３％、内脂肪も３〜５％増やす。ここまで脂肪を蓄えることができなかったものは大抵春まで行き残らない。冬眠中の代謝は２５％落ちる。ウッスリランド(Ussuriland)のアライグマは吹雪のときだけに冬眠する。１２月に雪が１５〜２０cm積もると、巣穴から１５０〜２００m以上出てこなくなる。メスが繁殖行為に興味を示し始めて、食べ物も増え始める２月には、活動レベルがまた上がり始める。[2]

さて、もしかしたら人間も他の動物と同じように太陽不足からくるＤ３不足に反応して、炭水化物を食べたくなったり、体重を増やしたり、憂鬱になったり、エネルギーを発散しないためにだるくなって元気がなくなってしまうという冬眠反応を起こすのか考えてみよう。夏の風邪には免疫力が高いが冬には何週間も寝たきり状態になってしまうのは進化のおかげかもしれない。無理に外出したりしてエネルギーを無駄に使わないように関節炎などの痛みが増えるのも同じ理由からかもしれない。僕はそうだと思う！
（進化論の立場からの関節炎などに関する説明はもう一つある。冬眠の間は、将来の非常時に備えて、必要最低限の修理だけ行うということだ。例えば、これから３ヶ月飢餓の状態で頑張らなきゃということは体が知っているから、突然腕を骨折しても、保存してあるカルシウムを一気に全部使ってしまわず、必要最低限だけ使うという論理だ。それなら、もしまた冬眠中骨折してしまっても、修理するために必要なカルシウムは残っているはずだ。この説についてはあとでまた詳しく話したいと思う。）

事実５：
研究データによると、肥満・鬱病・関節炎・リウマチなどの症状はほとんどみなＤ３不足からきているということが明らかだ！

事実６：
刑務所で行われた実験がある。冬季に１棟の在監者全員にビタミンＤ３のサプリを与えたら、普通だったら１００％のインフル感染率の刑務所のなかでこの棟だけはだれもインフルにかからなかった。

事実７：
１９８０年代の始めに、医者が日光について色々警告を出し始めてから、成人肥満などの病気（喘息や自閉症などを含む）の発生率が跳ね上がってしまった！

事実８：
１９８０年代の始めから医者は皮膚ガンを防ぐために外出の際はかならず強力な日焼け止めを使うように勧めてきた。

３。人間の冬眠現象

以上を全部まとめると次のような単純な答えになる。人間の体は、十分なビタミンＤ３を吸収しないと、進化のおかげで、冬中の飢餓を予期して、春まで冬眠しようと思ってしまう。だから、春になってから体を太陽にちゃんと当てないと<u>永久冬眠現象</u>という症状になってしまう。

不完全治癒現象

冬眠現象に関するもう一つの説は、Ｄ３不足が様々な病気につながる理由の説明だ。ここでは<u>不完全治癒現象</u>と呼ぶが、進化してきた現代人の体が大切な資源を使い惜しんで、故障の改修や現状維持をフルに行わないので、症状が慢年化する。陽光ホルモンの

刺激が入らないかぎり、体はずっとこの一時的な不完全状態で待っている。春になって陽光ホルモンが流れ始めたら、ありったけの資源を使って、不完全に直したものをもう一度ちゃんと直そうとするのだ。

こういうことで、あなたが現代の人々の大半のように一年間中（一生！）ビタミンD３不足の暮らしをしているなら、いずれ肥満・鬱病などの病気になったり、怪我が治らないことも増えるだろう。１９８０年から医者にしたがって日光を避けて強力な日焼け止めを使うようになったアメリカ人の過半数は肥満体になってしまっている。それだけではない！自閉症・喘息・危険なピーナッツアレルギーなどの健康問題の発生率も急にあがってしまった。

簡単に言うと、この本でお話ししたいのはこういうことだ。さて、ちょっと背景から調べてみよう。

４。ビタミンD３の歴史

みなさんの興味をそそりそうなポイントをいくつかあげたいと思う：

ビタミンDそのものの存在は古代からずっと知られていたが、ビタミンD不足の症状（佝僂病 [Rickets]）が最初に化学的に説明されたのは１６５０年だった。１９２０年ごろには犬を太陽が当たらない研究室のなかで育てる実験が行われたが、犬に肝油を少し与えれば佝僂病を防げるという結果がでた。または、犬を外に出して太陽に当たらせると佝僂病も治った。その後、肝油のなかの活気加工物はビタミンD３であるということも確立された！

佝僂病というのは何だろう？ヨーロッパやアメリカ人が太陽が当たらない工場のなかで働いていた１８００〜１９００年代にはとてもよくある病気だった。小さい時から佝僂病になった子供は成長がうまく進まなくて、Ｏ脚の足になったり、骨も柔らかくて弱かった。佝僂病の女性の骨盤に奇形ができて、子供を産む時に帝王切開が必要になってしまうこともあった。成人の佝僂病は「骨不良」という意味で骨軟化症 (osteomalacia) という違う名前で呼ばれた。

この時代にはビタミンA・B・Cしか発見されていなかったので、佝僂病を直した肝油に含まれている成分を単純に「ビタミンD」と呼んでいた。しかし、もちろんこれはビタミンの一種ではなく、ほとんどの生物に必要なステロイド・ホルモン（厳密にはセコステロイド）である。ビタミンD３が肝油に含まれているのは、タラが体内で作っているだが、人間の体も皮膚に太陽が当たれば生産できる。毛皮を通る日光に当たって、犬・猫・ネズミなどの生物もほとんど同じようにビタミンD３を作っている。
　（これは後に知ったことだが、毛や羽根がある動物は毛や羽根に油っぽい、ビタミンD２に似たような液体を分泌して、太陽によってD３に転換させる。この液体を身づくろいで吸収して、必要なD３を得るのだ。ということは、ペットの猫や犬にビタミンD３

やK2（K2は後で紹介する）を与えることは健康向上につながるだろう。例えば、関節炎になりやすい大型犬にはものすごく効果があるだろう。生まれた時からD3を与えていればペットの肥満も防げるだろう。

これはすばらしい発見だった！１日にビタミンD３を４００IUほど飲むか、皮膚にすこし陽光を与えれば、骨柔症状・骨盤の奇形・成長障害などを防ぐことができるのだ！去年は「医薬機構」(Institute of Medicine)の推薦摂取量が１日８００～２千IUに上がったが、それまでの推薦摂取量は１日たったの４００IUだった！４００IUでは深刻な骨の病気をギリギリ防ぐ量でしかないのに！アメリカ人は、外で日光浴をしないかぎり、２０１１年まではマルチビタミンからこんな少量しか摂取していなかった。）

　　　　１９２０年代の「２０mg」が１９３０年代の「１００万IU」になった
「IU」は単に「国際単位」(International Unit) という意味で、インチみたいな標準単位である。
（これも後で分かったことだが、IUという単位の発明には製薬会社の手が入っていたらしい。消費者が自分で多量なビタミンD３を摂取せずに高い薬を買うように仕向けたのだ。これについては最後の追記No.4でもっと詳しく説明する。）

毒性

ビタミンDの発見に続いてすぐに、ビタミンDの毒性も発見された。これはビタミンDが水溶性のビタミンCのように体から排出されずに、脂肪組織に溜まってしまうことから起こる。体内のビタミンDレベルが高すぎると、いろいろな問題を起こしやすい。稀には、心臓病・関節障害・腎臓損害・高血圧・石灰化などの重大事につながることもある。これは確かに怖い！
反して、ビタミンD不足で佝僂病になると、カルシウムが骨から染み出して血液に入って過大な石灰化を起こし、関節損害・心臓病など多数の病気につながることもある。どっちにしてもよくないという状況に思えるかもしれないが、この本を読めば、一人ひとりに「適宜な」レベルがあることがお分かりになるだろう。たぶん、現在の摂取量は健康のためには低すぎる人が多いと思う。今日の基準で、大丈夫だと思っていては危ない。皆さんの９９％がビタミンD不足で生きていると断言してもいい。

ビタミンDの毒性というものはとても珍しい現象で、極端な多量摂取（１日に100万IUあたり）を何ヶ月も続けている時にしか起こらない。多量摂取をやめれば、すぐにもとの元気な状態に戻る人が多いが、たまには（おそらく関連したビタミンK2不足のせいだろう）腎臓や動脈の石灰化からくる腎臓障害や高血圧になる人もいる。これは怖い話にきこえるが、実は、ビタミンD不足の方がもっともっと危険なのだ。

太陽に当たり過ぎてビタミンD中毒になったという話は人間の歴史においていまだかつてない。ある医者のウェブサイトを引用しよう：
　　初期の研究でビタミンD中毒と思われていたケースは、不純物が混入したり、人
　　造ビタミンであったり、間違いで超多量摂取にしてしまったり、被験者がたまた

ま過敏なタイプであったことからくる結果がほとんどだ。いろいろな理由からビタミンDの毒性は大げさに扱われてきたが、最近になって、これには問題があるということがはっきりしてきた。振り返ってみると、ビタミンD中毒というものはとても珍しく、太陽からの摂取だけでは起こりえない。飲み薬のビタミンDを過剰摂取する時だけに起こる現象だということが明らかだ。
  (Nutrition & Bone Health – Vitamin D: An old bone builder takes on new importance. Dr. Susan E. Brown, PhD.)

パブ・メド(PubMed)のデータベースで１９６７年以来の記事を検索してみたら、ビタミンD３中毒というものは多量摂取してもめったに起こらないものだということが分かった。ほとんどの記事では、多量摂取の実験をした人たちは全く健康に問題なく済んだそうだ。医者にとっては驚きの結果である！医学校で習ったことを覆す結果だったのだから。検索中にもう一つ分かったことは、一般人口のおよそ５％は多量なビタミンDに対して過敏であるということだった。

ビタミンK２（K１ではなく）の重要さ

だが、ビタミンDの毒性に関する最近の学説では、ビタミンDの多量摂取で体がビタミンK２をどんどん使い始めるので、K２がなくなったところで中毒症状が現れるのだそうだ。だから、もしかしたらこの過敏な５％の人口はビタミンK２が足りないだけなのかもしれない。そういうわけで、ビタミンD３の多量摂取をはじめたい方は、かならずD３に加えて、ビタミンK２のサプリも２〜３倍飲むことを忘れないでいただきたい。K２の代わりにK１ではいけない。K１が血液を凝固させるものであるのに対し、K２はカルシウムが骨から血液や軟部組織に流出してしまうことを防ぐ役割をする。おまけに、K２と言っても２つの種類がある：動物性のMK４と、比較的に質も持ちも良いとされている細菌性のMK７。あとで注意事項を一つ付け加えるが、ここではとりあえず、ビタミンK２には中毒性がないので、どんどん飲んで大丈夫ですとだけ言っておく！
繰り返し言わせてもらう：ビタミンK２なしでD３だけを摂取することにしているという方からのメールがよく届くが、これはあぶない。
僕自身はビタミンD３を１万IU飲むごとに、www.lef.org の「スーパーK」(Super K) というミックス・サプリを一錠飲むことにしている。当てずっぽうだが、これで一年間問題なしに進んできた。このスーパーKのタブレットにはK１が１千mcg、MK４タイプのK２が１千mcg、それからMK７タイプのK２が２００mcg入っている。ビタミンK２についてもっともっと知りたかったら「ビタミンK２とカルシウムの逆説：あまり知られていないビタミンがあなたの命を救うかもしれない」("Vitamin K2 and the Calcium Paradox: How a Little-Known Vitamin Could Save Your Life") という本を絶対読んでください。この本を読めば、医者たちより詳しくなれる！
僕が一番よく覚えていることは、近代の食生活が人間をビタミンK２不足にしているということだ。K２不足だと、カルシウムが骨から流出してしまい、子供に虫歯ができたり歯列矯正が必要になったりしてしまう。動物や「原始人」は歯磨きなんてしなくても、虫歯はすくないし歯列矯正も必要ない。「弱い歯」というのは、成長期にカルシウ

ム不足で下顎がちゃんと発達せず、歯の数がおおすぎてしまうことからくる結果である。曲がった歯・虫歯などはK２がたっぷり得られる「原始」の世界には不自然で稀だ。

ビタミンK２はヘルス・ストアまたはオンラインで買える。僕はビタミンＤ３とK３をLife Extension Foundation (lef.org) から買っているが、質的にも値段的にも満足している。でも、特にLEFのビタミンを宣伝するつもりはない。他でも良質なものはたくさん見つかる。皆さんのために、僕の読者の一人がwww.takeD3.comというウェブサイトを作ってくれたが、ここで話題になる商品へのリンクやビタミンＤ３についての記事や僕が以前出版したジャーナルのレビューを見ていただける。

良質のビタミンＤ３とK２を安価で多量に買いたいなら、Vitaspaceという会社ではK２の粉をグラムあたり￥１８００くらいで売っている。カプセルになっているものの値段（グラムあたり￥７０万くらい）と比べればこれはとても安い！カプセル剤を作って売る製薬会社がVitaspaceから粉を買っているのだ。Vitaspaceのお得なキャンペーンや連絡先などは全部www.takeD3.comに出ている。

最新情報：たまに、ビタミンK２過剰、特にMK７のタイプ、に過敏な人もいるらしい。インターネットで「ビタミンK２」と「動悸」を検索すれば、様々な経験談がでてくる。いろいろ考えたうえで、ちょっと調査してみたら、やはりK２過剰摂取の症状とカルシウム不足の症状というのは同じものであるということに気づいた！人によっては、ビタミンK２を飲みすぎると、カルシウムが軟部組織や血液から流出しすぎてしまうみたいだ。なので、動悸や血圧の急上昇や急下降のような症状があったらK２の摂取量を低くして、MK４のタイプに変えるようにしてください。僕が知っている限りでは、この症状がでたのは１００人中、たった一人だ。この人はK２を１日に２５mg（２万５千）を飲んでいた。僕自身は１日に１万mcg（これに１０万IUのD３）以上飲んだことがない。（ちなみにVitaspaceではMK４タイプのK２しか売っていない。）

毒性

皆さんのために、ビタミンK不足のおかげで起こしたビタミンD中毒について一つの記事の抄録を足したいので、是非読んでください！（注：作者はK２とK１の区別はしていないが、僕があとで調べたところでは、危ないのはD３の過剰摂取からくるK２不足だということが分かってきた。）

５．ビタミンDの毒性再考：ビタミンKと分子機構
Masterjohn C. Weston A. Price Foundation
4200 Wisconsin Ave., NW, Washington DC 20016, United States
ChrisMasterjohn@gmail.com
Med Hypotheses. 2007;68(5):1026-34. Epub 2006 Dec

抄録

一部の研究者が健康に一番いいと勧めているビタミンDの摂取量は一般に安全とされている量の2倍である。故に、医者や医療従事者が害のない最適量を決めることができるためには、ビタミンD過剰の毒性機構を詳しく調べる必要がある。ビタミンDの過剰からくる毒性は、高カルシウム血症(hypercalcaemia)によるも

のだというのが伝統的な考え方だが、動物実験では拒食症・脱力感・成長障害・骨の再吸収・軟部組織の石灰化・死亡などのビタミンD中毒の末期症状は一般に会い伴う高カルシウム血症と関係がないことがわかる。ということは、ビタミンDの毒性機構に関して、新たな説明を考えなくてはならないことが明らかである。当論文ではビタミンDの毒性はビタミンK不足を起こすことによるという仮定を述べたい。このモデルでは、ビタミンDはビタミンK性カルボキシル化(carboxylation)によって活性化させられるたんぱく質の活動を増す。これらのたんぱく質がカルボキシル化される必要が高まるほどに、ビタミンKの蓄えが減ってしまう。ビタミンKというのは神経系に不可欠であり骨減少症・末梢軟部組織の石灰化を防ぐ役割も果たしているので、これが不足するとビタミンD過剰症に関連づけられている症状がでてくる。この仮定は、ビタミンKやビタミンK依存のたんぱく質が不足している動物の症状がビタミンD中毒を起こしている動物のそれと酷似しているということにも裏書される。ビタミンDとビタミンKの抑制剤であるワルファリン(Warfarin)も似たような中毒を起こす。ここではさらに、ビタミンAがビタミンD中毒を防ぐのは、ビタミンK依存のたんぱく質の発現を抑えるからだという仮説を提供する。この仮説を動物実験によって確認できた時点で、現行の最大摂取量のモデルは書き直されるだろう。医者や医療従事者は現在使われている最大摂取量を超える量のビタミンDをビタミンA・Kとともに処方して副作用を防ぎながら治療価値を高めることができるだろう。
以上

僕の意見：ビタミンAは多分飲まなくても大丈夫。体内のK2の必需を抑えるためだけなら、Aを飲むよりK2をたくさん摂取する方が早い。僕は今までこうやって問題なしで過ごしてきた。

6。多量摂取

僕が実験としてこれから毎日のビタミンDの摂取量を４千IUから２万IUにあげることにした、とシカゴのノースウェスタン大学(Northwestern University)の医学校三年生に言ったら、彼女は僕が超気ちがいだと怒って、ビタミンD中毒の危険についていろいろ警告した。スタンフォードで医学を勉強してきた父も「完全に気が狂ったな」と言い、すぐに死んでしまうぞと警告した。（ちなみに実験の奇跡的な結果が出た今では、父も毎日７千IUを摂取するようになったが、僕はこれでもまだまだ足りないと思っている。）ともかく、普通の医者にビタミンDの多量摂取の話をすれば、そのようなリスクは絶対避けるべきだと言われてしまう。医学校の第一日からビタミンD中毒の危険性を叩き込まれてきた彼らの恐れはとても根深いだ。しかし、インターネットでアメリカのビタミンD会議(US Vitamin D Council)会長のJJ Cannell先生の論文を読めば安心できると思う。Cannell先生によると、風邪をひきかけたら、３日間続けて毎日５万IUを飲むべきなのだそうだ。彼に言わせると、最近アメリカの政府が毎日の摂取量を４００IUから８００〜２千IUまであげたのも冗談もしくは犯罪に近い話なのだ。反して、彼は一般人の

１日摂取量は１万IUでいいと述べている。（個人的には、僕ぐらいの体重の人間（９０kg）なら、この３倍まで飲んで大丈夫だと思う。）
追記：Ｄ３の多量摂取を１年くらいやったところで、血液検査して血中レベルを９０～１００ng/mLで保つくらいの摂取量に調整するのがいいと思う。血液検査しないとこういう調査はできないが、あとで説明するようにほとんど無痛だし、安くてとても簡単だ。
これでもまだビタミンＤ３の多量摂取が怖いと思う方のために、あとからまた書き加える情報に足して、ここで一つの実例を紹介しよう。詳しいことはインターネットで読んでもらえるが、１９６６年に、子供に遺伝子的なカルシウム関係の症状を防ぎたいと思う妊婦のグループが妊娠期間中毎日ビタミンＤを１０万IU飲むことにした。結果として母体にまったく異常はなかったし、赤ん坊たちもみな１００％健康な状態で生まれた。（ただし、この女性たちが使ったビタミンはもしかしてＤ３ではなく、弱めのＤ２だったかもしれない。）
最新情報：最近 Mark Murphy さんからすばらしいメールをもらったが。僕が知らなかった部分を抜粋する：

> Bowles さんが使っているビタミンＤ３の量でもまだ低すぎるかもしれない。Ｄ３の毒性は米国医学会 (American Medical Association) や製薬業界によってとんでもなく誇張されてきた。ご存知のように、長い研究の結果、一般人を騙すためにIUという単位をでっち上げただけではなく、ビタミンＤ３の利益が発見されると同時にダルソル・デルタリン・ヅリズドル(Dalsol, Deltalin, Drisdol)という三つの処方制癌剤の生産もはじめた。ぐダルソル・デルタリン・ヅリズドルというのはただのビタミンＤ（５万IU）なのに！金儲けのためには消費者をコントロールしようということだ。制癌剤でどれだけの利益が上がっているか、考えたことがありますか？

> １９２０年代後期のビタミンＤ論争で、アメリカ政府はイリノイ州大学シカゴ医科大学に(Chicago Medical College at the University of Illinois)ビタミンＤの毒性について９年間の研究を依頼した。これは1937年の「ストレック報告」(Streck Report)と呼ばれ、人間７７３人と６３の犬を使った研究だった。実験後の報告によると：「７日間～５年の間、毎日ビタミンＤを２０万IU以上摂取した被験者に死亡はでなかった。」そして、「研究者の一人は１５日間毎日３００万IUを摂取したが、不快感も問題も全くなかった。」
"Further Studies on Intoxication with Vitamin D." I. E. Streck, M.D., H. Deutsch A.B., C.I. Reed, PhD., College of Medicine, University of Illinois, Chicago. Annuals of Internal Medicine, vol. 10, no. 7, Jan. 1937.

（この実験では、ビタミンＤ３の1/4～1/16の強度のビタミンＤ２を使っている。）

僕の「危険な実験」

ビタミンDとその「危険」の歴史をざっと説明したところで、本題に入ろう。僕自身のビタミンD3多量摂取の人体実験の結果がどう奇跡的なのだろう？さあ、これからお話ししよう。

これを書いている現在の僕は５１歳だが、２７歳ごろから小さな怪我など、完全に治らないものが増え始めた。大したものではなくて、医者に行っても「しようがない」と言われるだけなようなつまらない症状だったが、本人としては治って欲しいようなものだ！２７歳の時には、こうして増えつつある小さな障害は多分全部繋がっているのだということが分からなかった。（後でもっと詳しく話すけれども、僕の子供時代からの喘息・注意欠陥多動性障害(ADHD)・強皮症(scleroderma)などのような問題や母がいつも戦っていたリウマチ・鬱病・静脈瘤・慢性疲労症候群(chronic fatigue syndrome)・膝置換手術・流産などもおそらく全部ビタミンD3不足からくる症状だった。）

これでもピンとこなかったら、次のような症状を防ぐことを考えてほしい：肥満・クローン病(Crohn's Disease)・過敏性腸症候群(Irritable Bowel Syndrome)・潰瘍性大腸炎(ulcerative colitis)・糖尿病の１と２型・乾癬・ふけ・関節炎・自閉症（そして多分注意欠陥多動性障害・注意欠陥障害も）・多発性硬化症(MS)・筋萎縮性側索硬化症(ALS)・白血病をふくむ様々なガン・心臓欠陥・心臓麻痺・心臓肥大・脳梗塞・気管支炎・結核・その他の肺欠陥・幼児性の統合失調症（これは成人性のものに続く）・慢性閉塞性肺疾患(COPD)や肺気腫・帯状疱疹・全身性エリテマトーデス(lupus)・その他の自己免疫疾患一般・風邪・アルコール中毒・胃潰瘍・胃炎・多分ニキビも・妊娠合併症・アレルギー・子供と成人の虫歯・足底筋膜炎(plantar fasciitis)・骨粗鬆症などなど…

このような病気の予防に関心がおありなら、僕の個人的な奇跡には興味がなくても、この続きを読んで勉強していただきたい。この短い一冊を読めば、老化・生まれつきの突然変異以外の通常の病気はすべてビタミンD3不足からきているということに納得していただけると思う！

驚くべき結果

仮説はもういいとして、データに移ろう。僕の実験の結果は驚くべきものだった：

* ２８歳のころムエタイをやっていた時は右足で蹴ることが多かった。高校〜大学時代もサッカーやラグビーなどで右を使うことが多かった。２８歳になったら右の股関節がギクッとするようになってきた。僕はそれまで聞いたことがなかったから珍しい症状だと思ったが、実際は医学治療の対象でないから「珍しく」思われるだけのようだ。実は元スポーツ選手の間ではよくある症状で、話してみれば「あっ、自分も！」という人が多い。スポーツ活動と関係があり、治療らしきものはほとんどないらしい。もし手術や薬で簡単に治せるのなら、勃起不全とバイアグラくらい有名になっていると思う！で、僕は自分で治そうとした。深組織マッサージ・カイロプラクター・針などをやってみたが、よくならなかった。４０歳代にはいったらどんどん悪化してきて、ちょっと歩くだけでも痛みを感じるようになってしまった。それまで１９年間は痛まなくて、大開脚をする時に鈍い音がするだけだったのに。４７歳くらいになったら筋痙攣が始まって、足をストレッチしないと痛くて普通に歩くことさえできなくなってしまった。こうなったらもう、真剣に治すしかない。ちょっと調べて

みると、医学界では多分股関節で引っかかっている腸腰筋（iliopsoas）を「ほぐす」手術を推薦していた。これはだめだ。僕は手術が嫌いだし、この手術を受けた人の経験談を読んでみたら不満が多かったので、他の方法を探してみた。僕のビタミンD3の実験はこうして始まったのだ。９ヶ月のビタミンD3多量摂取を経た今では、この成人して以来ずっと悩まされていた股関節の問題からやっと解放されている。痛みが１００％消えた！途中何ヶ月も毎日鎮痛剤を飲まなければならないほど痛い状態もあったのだが、最終的には原因が溶解したようだ。溶解・再生の過程で痛みがでたのだと思うが、それについてはまたあとで考えよう。（これは、ノースウエスタン大学の医学生が言ったように、ただの偶然だったのだろうか？とにかく、次の症状へ移ろう。）

＊　２９歳あたりで、肘を協力な武器にするために、ムエタイの先生に「できるだけ肘で固いものを殴る練習をしなさい」と言われた。そこでしばらくの間左肘で石膏ボードに穴をぶち抜いたりサンドバッグのトレーニングもしていたら、肘が少しずつ大きくなってきて、先端に骨棘ができはじめた。３５歳になるころには、左肘にかなりおおきい骨棘ができていた。骨棘というのは、本来の骨の上にかぶさって発達する骨のかたまりだ。肘にすごいこぶができた老人を見たことがあるかもしれない。僕の骨棘は恥ずかしいほどでっかくて、彼女の息子がいつも捕まろうとするぐらいだった。本当に格好悪かったのだ。とにかく、ビタミンD3実験の９ヶ月目に入って、この肘に寄りかかると骨棘が少し痛く感じるということに気づいたが、あまり気にしていなかった。だけど最近久しぶりに鏡で見てみたら、骨棘がほとんど消えていて大びっくりした。最低９０％はなくなっている！ということは、もしかしたら、僕の股関節のトラブルも骨棘のせいだったのかもしれない。

＊　同じころに、フィットネス・クラブのシャワールームを裸足でうろうろしていて違うトラブルを拾った。子供のころからずっとプールや着替え室は裸足で問題なかったのに、２８歳でとつぜん水虫にかかって、足指の爪が脆く黄色くなってしまった。水虫というのは爪の下に住んでいるから、撲滅することはとても難しい。知らないうちに僕の足指の爪に全部移ってしまった。ペディキュア師のいうところでは、手術で爪を全部取り除く以外の治療法はないということだったが、これは嫌だ。痛そうすぎる！最近はラミシール(Lamisil)と呼ばれる飲み薬もあるが、これは毒に近い薬で、３ヶ月続けて飲んでいるうちに肝不全を起こすことがある。試しに５日間飲んでみたら、手首の腱が痛くなったのでやめた。もう一回試した時も同じだった。５万円ほど出せばレーザー光線で治療することも可能だと聞いたが、結果が大したことないというので、、これもやらなかった。レーザー光線治療の連想で、拡大鏡を使って太陽光線で足指の爪を温めれば治るかもしれないと思ったが、これも僕にはあまり効果がなかった。必死になって、いろいろな民間治療を試してみた。爪にやすりをかけてブリーチ・オレガノオイル・ティーツリーオイル・リンゴ酢などにつけるとか…髪だけではなく、爪の成長も促進させる効果のあるミノキシジル(minoxidilまたはRogaine)も塗ってみた。さまざまな薬を爪に塗った後、ゴム手の指先を切ったものを足指に２４四時間かぶせておいた。（僕にはあまり効き目がなか

ったけれど、人によっては使える方法かもしれない。）やすりをかけて薄くなった爪の黄色さが薄く見えたので少しはよくなったように思えたが、２年以上の間、効果的な治療法は見つからなかった。そういえば、ペンラック(PenLac)という毒が入ったマニキュアさえ使ってみたが、これもダメだった。４ヶ月もこれを続けたあとで僕の「危険なビタミンＤ３実験」を始めたらどうなったと思う？１０ヶ月で水虫は撲滅された。他に何もしないで！インターネットで調べてみると、似たような経験をした人が多いらしい。でも、水虫で悩んでいる人のほとんどは手の爪ではなく足指の爪の下に菌が増えてしまうが、これは一体なぜだろう？僕が思うには、足指はほとんど太陽に当たらないからビタミンＤ３不足に特に弱いのではないのだろうか。家に来る何でも屋のおじさんは世界で一番黄色くてひどい足指の爪を持っている人らしいから、今実験中だ。この目で見たことはまだないけれども、明日爪の写真を撮らせてもらってからビタミンＤ３を毎日３万IU飲ませようと思っている。一年間たったらどうなったかまたみなさんに教えるので、楽しみにしてください！（実は彼はＤ３の多量摂取を毎日続けないで間をおくパターンにしてしまったのだが、これについては後で語りたい。）

＊　逸話をもう一つ：ある友達が真っ黄色でひびだらけのものすごい足爪をしていた。僕の勧めに従ってVitaspaceからＤ３を半キログラム買って毎日２万IUを飲んでいたら、３ヶ月後にはその爪が赤ちゃんの爪のように健康的に伸び始めた。この上半分が水虫で超気持ち悪くて下半分がＤ３のおかげでまた完全にきれいになった爪の写真は撮ったので、いつかwww.takeD3.comにアップしたいと思う。僕が写真を撮る前に一番ひどい部分はもう切ってしまってあったのは残念だが、まだまだインパクトがあると思うので是非みてください。

＊　およそ８年間前、重い板を抱えて１日はしごを登り降りして手首を痛めてしまったことがある。その夜家に帰ったら、手首がすごく晴れてきて液体でパンパンになって、ゴルフボール大のこぶになってしまった。いつまでも治らず、休めば少し縮むけれども使いすぎるとまた腫れてしまうというかんじだった。４年後に、やっと一流の整形外科に行ったら、ガングリオンという腱の嚢腫だと言われた。タイヤのチューブに圧力をかけすぎると弱いところがふくれてしまうのと同じように、腱がはみ出してしまう。医者は水を抜こうとしたり、コーチゾンを打ったりして、５万円ほど請求したが、これでもダメたったら４５万５千円ほどで摘出手術をすることも可能だと言った。診断が分かったので、インターネットでちょっとリサーチをしてみた。聖書のような重い本で一発叩くと嚢腫が破裂して自然に治ることがたまにあるので、「聖書こぶ」(Bible bumps)と呼ばれることもあるらしい。摘出手術はすごく痛いうえに、あまり効果がないらしい。それどころか、手術後にガングリオンが戻ることも多いらしい！そういうことで、３年前にすごく腫れあがっていた時に、車体修理用のゴムハンマーでぶったたいたら、潰れて平たくなって、痛みも消えた。でも、数ヶ月後にはガングリオンがやはり再発してしまった。幸いなことにそのころこの「危険な実験」を始めたので、毎日２万～１０万IU（今は２万５千～３万IUにしているが）を飲んで９ヶ月後の今では、ガングリオンはだいぶ硬く

なって、縮んできた。まだ１００％消えているというわけではないが、腫れることはないし、痛むこともない。ゴルフボール大だったものが今ではグリーンピース大で、石みたいに硬い。まだ縮んでいるような気がする。（メトホルミン（metformin)を飲む時はもっと早く縮むような気がする。メトホルミンというのは糖尿病の薬だが、血糖を下げることで長生きさせる効果もあるようだ。メトホルミンをネズミに与える実験では随分延命させたし、人間の体重を減らすこともできた！あちこちのオンライン薬局で処方箋なしで買える。lef.orgにもメトホルミンはさまざまなガンの予防に役立つので、ビタミンのように摂取した方がいいという情報がのっているので、もっと詳しく知りたい方はそちらのウェブサイトへどうぞ。

＊　２７歳のときに顔にも嚢腫ができてしまった。大きくはなかったが、皮下のニキビみたいなものでときどき腫れてしまうことがあって、面倒くさいものだった。２８歳に皮膚科医に行って、ガングリオン性の嚢腫式に穴をあけて中身を出そうしたあとでコルチゾンの注射をしてもらったが、結局だめだったので、この「危険なビタミンＤ３の実験」を行うまでずっと悩みの種だった。医者に言わせると、普通は老人によくある現象で、僕の場合は何年もじっと我慢するしかないということだった。パンチ生検の道具を使って嚢腫の中身を掻き出すという「治療」も可能だと言われたが、それでは一生傷あとが残ってしまう。それは嫌だ。でも、ビタミンＤ多量摂取を始めて１年ちょっとたったころに自発的に破れてしまった。触ってみると、嚢腫があったところは皮脂がぬるぬるしているだけで、嚢腫そのものはとうとうなくなっていることが分かった！ビタミンＤ３のおかげにちがいない。

＊　３４歳のころには、なんと、ペイントボールで遊んでいて怪我をしてしまった。彼女やその友達と一緒だったので格好をつけようと、走ったり這ったり飛んだり跳ねたり、いろいろやっていた。最終的には勝ったのだが、知らないうちに怪我をしてしまって、翌日には両腕が上がらないほど肩が痛くなっていた。肩を休ませても元には戻らなかった。いつまでもカチっという音を立ててずれるので、馴染みのマッサージ師が怖がってさわりたくないというくらいだった。これが何年も（１０年ぐらい？）続いて、とうとう。ロス・アンジェレス・レーカーズ顧問のスポーツ専門医に行ってレントゲンをとってもらった。肩の内部に細片骨ができていたが、僕はプロの選手ではないから手術はお勧めできないと言われてしまった。我慢するほかないということだ。ウエイトリフティングなどほかのこともしたいのだと説明したら、「じゃ、軽～くね」と言われただけだ。健康医療団体（ＨＭＯ）の医者に見せたら、回旋腱板に損傷があるから超音波セラピーをしろと言われた。２、３ヶ月通ってみたが、全然効果がなくて完全な無駄遣いだった。ただ一つ効果があったのは、漢方の先生に行った時だ。肩を揉んで「エネルギーを注入」してくれた時には痛みがなくなったが、２日後にはまた戻ってしまった。お手上げだ！そんな時、Life Extension Foundation の雑誌の記事が目に止まった（この雑誌はオンラインでも読める）。短い記事だったが、骨や関節関係の症状の８０％はビタミンＤ３不足に関係しているということだった。それからすぐにビタミンＤ３を注文し

て、毎日４千IUを飲み始めた。それまでには毎日のマルチビタミンで４００IUを摂取していたが、それでは全然足りなかったみたいだ。１日４千IUの摂取量で何が起こるのだろう？まじな話、それまで何年間もギクギク・ガタガタで痛かった肩の痛みが一ヶ月で消えた。マッサージ師のルバさんも大びっくりで、痛みや損傷なしでトレーニングすることができた。治ったのは肩だけではい。昔、３２歳ごろにへんな曲げ方をして以来ずっと痛かった腰も治った。カイロプラクターに行ってしばらくはよくなることはあっても、そのうちまた必ず痛くなって、得に長い間運転すると大変だった腰痛が、毎日４千IUを摂取し始めて一ヶ月くらいで消えたのだ。でも、股関節の引っかかり感・骨棘・嚢腫・足指の水虫など、ほかの「見えない」疾患はこの摂取量では治らなかった。４千IUは毎日の推薦摂取量の１０倍だから、これ以上は無理だろうと思って、６年間ぐらいこのレベルで続けていたのだ。

＊実験が６ヶ月目に入ったころには、もう一つ、一生悩んでいた症状が完全に消えた。５歳のころからずっと足首が弱くて捻挫しやすく、足指をピクピク動かすと足首をならせる体質だったのだ。たまに挫いてしまう時以外にはそうたいしたことはなかったし、自分にとってはこれが普通だと思っていた。アイスホッケーをやった時には、パックをゲットすることはできたけど、もっと足首が強い他の子供達にすぐ追い越されてしまった。スケートで、足首が完全に外側を向いてしまって、ヨタヨタ歩きをしている子供がよくいるでしょう。実は、僕はあれだったのだ。それが、この「危険な実験」を６ヶ月続けたら、前にも言ったように、一生なっていた足首がとうとうならなくなったのだ！ちなみに、手の指をならすこともできなくなっていた。もしかしたら、医者たちを長い間困惑させていた「人間の指はなぜボキボキならせるの？」という質問に対する返事を偶然見つけたのかもしれない？！それまでに僕が聞いた限りでは、ある医者の説明では、関節から過剰な窒素が出る時に音がするということだった。でも僕が思うには、これは窒素の過剰からくる音ではなく、ビタミンＤ３不足の症状の一つにちがいない！

＊最後にもう一つ大事なお知らせをすると、毎日４千IUを摂取し始めてから７年以上の間に、１日以上続く風邪は一度もひかなかった。風邪をひきそうな感じがする時もあったが、その日だけちょっとだるい程度なもので、次の日にはピンピンしていた。普通じゃないかもしれないけれど、今の僕にとってはこれだ当たり前だ。でも、いつもこんなに元気だったわけではない。ひどい風邪をひいて、ゼーゼーの咳をしたり高熱で１週間もダウンしていた時のこともよく覚えている。こんな経験をしたのは２０００年代の始まりが最後だった。

＊もうちょっと日常的な逸話をもういくつか追加しよう：３１歳のころに、コロラド州のSteamboat Springsでスキーをやっていた時に怪我をしてしまった。次のトレイルに移るには、小道を下りてからまた登るのがルールだったのが、僕はちょっと森を横切って近道をしようとした。ところが、スキーパトロールは僕みたいな人間を止めるために、絶好の近道に見える小道の一番低いところに深さ１メートル、幅1.2メートルの落とし穴を掘ったのだ。止まれない速度で滑っていたから、落ちるか穴の上をジャンプするしかなかった。そこ

で、できるだけ高く飛ぼうとしたのだが、穴の向こう側の壁にペタンと着地してしまったから、ビルの２０階から飛び降りて歩道にガンと降りたのと同じくらいのものすごい衝撃を膝に与えてしまった。左膝は腫れあがって、しばらくはびっこをひいていた。家に帰ってからシカゴ・ブラックホークス顧問の成形外科医に行ったら、MRIを使うなら８００ドル、内視鏡なら３千ドルで、治療してもいいという話だった。僕はどっちも選ばず、我慢して足を引きずりながら様子を見ることにした。そのうちだんだんに回復したけれど、長年のうちにはまだ時々膝がギクッとずれて、腫れてしまうことがあった。そんな時にはまた一週間ぐらいびっこをひいて歩くしかなかった。それが、この「危険な実験」の９ヶ月間で治ったらしい。肩や腰と同じように実験の最初のころはかなり痛かったが、今では完全に大丈夫みたいだ！

＊気のせいかもしれないが、この実験を始めたころ、ちょうどそろそろ老眼鏡がいる時期になっていたようだ。アラフォー以上のならいで、小さい文字の文書をどんどん遠くへ持っていかなければならなかった。今でもある程度目から離して持たなくてはならないけれど、３０％ぐらいはよくなったという気がする。他に治った症状と比べれば些細なことだから、やはり気のせいかもしれない。（実は、この本の初版から数ヶ月後に、左目に一ヶ月毎日ビタミンD3を直接入れるという実験を１ヶ月やってみた。これで目を改造し視力を本当に治せるのなら、悪影響がないかぎり、いいだろう。この結果は次版またはそれ用のウェブサイトでご報告する。今書いている現時点ではまだ数日しかたっていないが、今のところはビタミンを目に入れた直後にちょっと視界がボケるだけのようだ。）追記：特にこれといった理由はないが、この実験は一週間で止めることにした。効果があるという気はしたが、僕の現在の視覚はわりといいので、D3を一時的に止めてからまたやってみるかもしれない。

＊最後に、個人的にはあまり気にしないけれども、体重を減らしたい読者には興味がある話かもしれない。９ヶ月ぐらい前に毎日のD3摂取量を４千IUから２万IU、そしてもっと高く上げ始めたころの僕の体重は９２.５kgだった。D3の摂取量を高めたら、朝から仕事で夢中になって夕方の５時ごろまで食べることを忘れることがあるということに気づいた。友達と一緒にいつものレストランに行っていつもと同じ食事を頼むと、食べきれなくて残っとしまうということにも気づいた。ピザ・赤ワイン・チョコレート・オムレツなどはまだまだ好きなだけ食べていたし、ダイエットもしていなかったのに、体重がすこし減った。数ヶ月で安定したように見えたので、体重を測ることをやめた。それが、たまたま先週久しぶりに体重計に乗ったら、８１kgまで減っていたのだ！全然ダイエットしようともしていないのに。（僕の体重の話の続きは次版に書こう。）参考のためにいうと、１日５万〜６万IUのD3を飲んでいると、急に食欲が減るようだ。今の僕は８１kgだが、まだまだ体重が急減しつつある。これを標準としたら、９０.５kgの体重に毎日５万IUのD3を飲めば（１kgあたり１１３IU）努力なしに体重を減らせるだろう。でも、念のため、血液検査でD3のレベルを確かめておくべきだ。僕の場合、１日２万５千IU飲んで血液中レベルが１２２ng/mLだったところ、１日５万〜６万IUにしたら１５０〜１６５ng/mL

に近くなってきたから、体重を減らしたい方にはこのあたりの数字を勧める。血液検査はまたすぐにするから、次版にいろいろ追記しよう。ついでに、ドーナッツ1個と一緒に1％の牛乳1リットルを毎朝飲み始めたら体重がどんどん早く減り始めたということにも気づいた。(ひょっとすると、D3と同時にカルシウムも多量摂取すればより早く減量できるのだろう。ドーナッツはきっと関係ない。) あと、アマゾンで1ドルで買えるHollick先生の本は絶対注文してほしい。この本では、脂肪細胞がビタミンD3を吸収してしまうと、体がこのD3を使えなくなってしまうということを説明する。したがって、非常に過重な方や大きな脂肪細胞が多い方はD3をもっと多く摂取する必要があるかもしれない。 (追記：この本は今では出版されていないが、まだ http://www.naturalnews.com/SpecialReports/Sunlight.pdf で無料で読むことができる。)

＊注：これを書いているうちに、特定の年齢が繰り返しでてくることに気づいた。僕が治らない症状や健康問題に悩まされ始めたのは27〜28歳のころだが、これは一体なぜだろう？僕は27〜28歳のころ何をやったのだろう？重言い出してみると、27歳の時に100％菜食主義者になると決めたのだった。卵・牛乳・チーズは大好きでやめられなかったが、それ以前にはたくさん食べていた鳥肉や魚をやめてからD3不足になって、僕が呼ぶところの「不完全治癒現象」を引き起こしたのかもしれない。当時も今と同じようにサプリをたくさん飲んでいたが、そのころのD3摂取量は多分低め（1千IU以下）だったから、いろいろな問題につながったのではないかと思う。

まだ納得できない？ビタミンD3について他にももっと研究した僕が、老化や突然変異からくるものでさえなければ、人間の持病のほとんどはD3で防いで治すことができると言っているのに！老化に関しても、人間は年をとるにつれて太陽光線を使ったD3生産の能力が落ちるので、毎日適宜にD3を摂取すれば老化現象そのものを遅らせることができるかもしれない。

まだ信じられない方に教えてあげよう。僕は1988年ごろから生物化学・ホルモン・進化などの様々な側面から老化を勉強している。学術論文も3本発表している。（1998年には"The Evolution of Aging a New Approach to an Old Problem of Biology – Medical Hypotheses Sep 98"、そして2000年にはもう2本。） 1998年の論文は人々をかなり動揺させたし、世界中の有名な科学者や施設から転載したいという連絡が何百かあった。次の2本は「団体選択」に関する通説に挑戦したので、最初の論文ほど受けがよくなかった。ともかく、僕はこれら3本の論文の中で、老化というものはホルモン変化を通じてプログラムされているという仮説を主張する。生まれた時からすくなくとも更年期まで、我々の人生はホルモンによって管理されているということを考えれば、おかしくもない。この事実から、老化・死亡もホルモンによって管理されているという仮説に至った。これはごく単純なアイディアに聞こえるかもしれないが、主流の進化生物学会にとっては、斬新的なチャレンジである。

7。老化とビタミンD3

あっ、ちょっと待って。僕の人生からもう一つ重要なエピソードを加えよう。ほぼ２５年間老化・進化・健康について考えているうちに、新しい仮説や説明をどんどん考えだしてきた。カロリー制限が様々な種を長生きさせるという説を勉強して、一つ頭に浮かんだことがあった。進化論的に見て、なぜ飢饉時に生き物を長生きさせる必要があるのだろう？それは、飢饉が終わるまで繁殖可能な若い個体を生き残させるためだろう。これができなかったら、種が絶滅してしまう。

カロリー制限は老化過程を止めて親子共に致命的な生殖を防ぐだけではなく、ネズミを若返らせたのだ。１９３３年にClive McCayがJournal of Nutritionでこの現象を始めて論証してから、科学者は何度も何度もこの結果を確認してきた。（この実験については色々インターネットにのっているから、何度も何度も同じ実験結果が出ていることはご自分で確かめられる。しつこいくらいだけど。）

ともかく、僕が知りたかったのは、飢饉というものはなぜ起こるのだろうか。干ばつに違いない！干ばつは飢饉に先立って起こり、飢饉を引き起こしてそれより長く続く。

僕のメトセラネズミ

そこで考えた。進化は飢饉に対抗して長寿命化現象を作り上げたが、それなら飢饉に先立ち、もっと長く続く干ばつにも対抗して、もっと強い、もっと長続きするような長寿命化現象も作り上げたのではないだろうか？

そこで、次のような実験をした：８匹の普通のネズミ対２匹の水制限生活のネズミ。驚くべきことに、水制限のネズミのうち１匹が、それまでのカロリー制限実験で世界一長生したネズミより長く生き残ったのだ！４７ヶ月生きていたのだから、新世界記録だ！僕が調べた限り、カロリー制限のネズミでの世界記録は４５ヶ月だそうだ。それも、何千匹のうち、たった一匹の話だ。たいていの被検ネズミは２３ヶ月以上もたない。この実験のみじかい動画をユーザーネーム"Jeffbo7777"でアップしておいたが（http://www.youtube.com/watch?v=skLVAQgWx60&feature=youtu.be ）、"longest living rat in the world"（世界中で一番長生きしたネズミ）で検索してみてもでてくると思う。ほんの一例だが、僕のたくさんの仮説は奇抜かもしれないが、実際に実験をやってみると、当たっていることが多い！

アメリカ政府の国立衛生研究所NIHは「メトセラ・プロジェクト」といって、ネズミをできるだけ長生きさせるための様々な提案を受けいれて、最終的に人間の健康にもつながって一番希望的な実験に資金を与えるというプログラムをやっている。面白いことに、このプログラムに僕の水量制限実験の結果を送ったら、プログラム長の科学者に「おや、それは面白い結果ですが、脱水症状は健康によくないので人体実験では繰り返せませんね」と言われてしまった。この科学者は、僕のネズミが世界記録を破ったということに全然興味を示さなかった！水は健康にいいという概念にどっぷり浸かっていたために、「水量制限」と聞いただけでダメだと判断してしまった。これはあとでもっと説明するが、こういう逸話を聞けば、残念ながら気難しい半自閉症タイプが今日の科学界を指揮しているといういい例である。

他にも老化専門の科学者数人にこの実験の結果を送ったが、ここでも無視されてしまった。ラボではなくて家の押入れの中で行った実験だし、水制限のネズミも２匹しかいな

かったので、簡単にバカにされてしまったが、それにしても、そのうち一匹が種（Sprague-Dawley）のメスの世界長寿記録を破ったということは確かだ！！

8。老化について

さて、ホルモンと老化の関係の話に戻ろう。科学者たちがなんと言おうと、僕は、人間の老化にはホルモンが大きく関係していると思う。

主流の進化生物学会の見解では、人間の体が老化するのは、進化の間違いのせいだそうだ。進化が種にとって有害なものを作り出すはずがないと信じているから、年をとって機能が低下するのは単に長生きすぎるせいだとせつめいする。進化は有害なものを絶対作り出さない？つまり、有害な可能性があるものは、個体の残す子孫の数を制限して遺伝子の広まりを防ぐことによって排除されるからだ。進化生物学者たちは、進化は遺伝子の自己複製の手段なので、これを制限することは絶対ないと信じている。これは、最初はととても論理的に聞こえるかもしれないが、僕の論文を読んでもらえば過度に単純化した進化論だということが分かってもらえると思う。僕の見るところでは、進化というものはもっともっと複雑で狡猾だ。論文では、老化は個人にとって有害でも種にとっては有益なので、進化に組み込まれているということを説明する。ここでは詳しく説明しないが、一つだけ言っておこう。進化は体に有害なホルモンを作らないが、悪環境では普通に達しないような高齢になってから各種のホルモンの働きが有害になるということはありうる。このパターンは普通活性化されていない遺伝子に突然変異が起こって偶発することもある。環境が徐々に安全になるにつれて寿命が延びると、この有害なホルモンパターンが老化症状として現れてくる。このような偶発的ホルモンパターンが個体を殺すことになっても、種の生存に役立つなら、進化はそのパターンを取り入れることができる。（複雑に聞こえるかもしれないが、この単純な構想は老化の正しい理解にとても重要なので、ぴんとくるまで読み返してください！科学者や理論家が行き止まってしまっているのはここだから。僕は自分が正しいと自信をもって言える。だから、僕のポイントを理解してもらえれば、あなたは科学者たちよりもずっと頭がいいということになる。）

個人の生殖力を制限することが、なぜ団体にとって有益なんだろう？一個人をすべての子孫の親にならさなければ、クローンだらけの多様性が乏しい団体にならない。言い方を変えると、一つの種の個体がすべて遺伝的に同じだったら、一人を殺せるバイキンや猛獣が現れればみんなが死んでしまって、種が絶滅してしまう。一個体の生殖を老化で制限することによって多様性が保たれ、新しい危険に対する防衛にもなる。多様な団体なら、新しい危険が現れても、少数の個体が生き残る可能性が高い。

アルツハイマーの謎は解けた？

１９９８年の論文では、体内の黄体形成ホルモン（LH）のレベルが高すぎると、アルツハイマーや老化に関する様々な内臓の収縮・萎縮・ガンなどを起こすということを論じた。女性でも男性でも４０歳を超えると黄体形成ホルモンが急増する（数千％）。女性では、黄体形成ホルモンは卵小胞をニキビのように弾けさせる役割をしている。卵小胞が破裂して卵が放出され、受精可能な形になる。それが、４０歳を超えると、体内の高レベルな生理活性黄体形成ホルモンが卵小胞だけではなく体の他の組織も分解できるよ

うになる！僕がこの仮説を紹介してから１３年後、２０１１年になって、アメリカの国立保健医療科学院(NIH)が黄体形成ホルモンと神経変性疾患の関係を示す論文を発表した。黄体形成ホルモンは生殖器官にしか関係がないと最近まで思われていたが、２００２年に出版されたもう一つの研究では、アルツハイマー患者の脳の一番損害された部分に黄体形成ホルモンがぎっしりつまっていたということだ！

この本の最後にNIHの論文の抄録を追加しておいたが、内容があまりよく分からなくても、心配しないでください。これは自分のために追加したようなものだから。僕の１９９８年の論文のあとから黄体形成ホルモンとアルツハイマーの関係にいきなり興味を示し始めた科学者たちから褒めてもらったことは一度もないので。

もしもあなたや大事な人がアルツハイマーになってしまったら、メールを送ってください(jeffbo@aol.com)。この病気の進行を止めることについて僕が知っている限りの事を教えよう。有望な治療がいくつかあるけれど、試験に時間がかかるから、最低１０年は一般人口にリリースされないと思う。追記：アルツハイマーを完全に止める方法についてもう一冊書くことに決めた。"Alzheimer's treatments that actually worked in small studies! Based on new, cutting-edge, correct theory that will never be tested and you will never hear about from your MD or Big Pharma!"（「少人数の実験で効果があったアルツハイマーの治療！最近の研究の最前線が、医者や製薬会社からは絶対聞かない情報！」）という題で、アルツハイマーを止めるためには老化過程を止めなければならないということを説明する。これだけだとおかしく聞こえるかもしれないが、評価を下すのは本を読んでからにしてください！

そうとうわき道へそれてしまったけれど、ともかく、ビタミンＤ３不足は老化よりも生活様式に関係があるということを分かってきた。でも、老化にもある程度関係があることは確かだ。老人の皮膚は若い皮膚ほどＤ３を光合成することができないけれど、それとは別の話として、Ｄ３不足は太陽の光かサプリが足りないから起こるのだとしよう。僕が最近どうやってビタミンＤ３の利益を見つけたかって？それは次の章で。

９。ビタミンＤ３不足の危険

ビタミンＤ３不足に関係がある病気は次のようなものだ。科学記事の抄録やタイトルを５万２千読んで、これで全部だと思う！ほとんどは１９６７年～２０１１年に発表されたものだが、一番古いものは１９２２年に出版されている。

体内のビタミンＤ３レベルが低いと次のような病気を起こすということはどんどん分かってきている：

1. 肥満：肥満な人のほとんどはビタミンＤ３不足である。現在の肥満の流行は１９８０年代から太陽をさけて、日焼け止めを使えという医者の指導に直接関係がある。食生活や運動も大切かもしれないが、ビタミンＤ３ほど重要ではない！これが僕の言うところの「人間の冬眠現象」だ。ビタミンＤ３が足りないと人間は脂肪•炭水化物をしきりに欲しがってしまう傾向がある。
2. 鬱病：季節性感情障害(Seasonal Affective Disorder)は太陽に当たることが一番少ない真冬に起こるものだ。これを治療するには、光線療法より１０万IUのＤ３の方がずっと効果的だそうだ。

3. 関節炎：骨や関節の症状を持っている人の８０％はビタミンＤ３不足だと言われている。（僕は「不足」の定義を書き直したらきっと１００％に変わると思う！）
4. 自閉症：１９８０年代から急に増えてきた自閉症も、太陽を避けろという医者の指導と関係があるそうだ。自閉症の子供が生まれるのは３月と１１月が一番多いが、これは日光が一番少ない時期に当たる。一般的に夏より冬に多く生まれるというデータもあるが、１２月から２月にかけては雪が日光を反射するので、１１月と３月のピークほどではない。同様に、南方地域より北方地域の方が自閉症の率が高い。そして、肌の白い人より色の濃い人の方が自閉症になりやすい。これは、肌の黒い人は白人の６倍の太陽にあたらないと同じ量のビタミンＤ３を生産できないからだ。（先のHollick先生の本によると、３０倍だ。）ちなみに "Emily's Story"（エミリーの話）という電子ブックでは、自閉症の子供がビタミンＤ３の多量摂取セラピーを行ったらとてもいい効果があったということについていろいろ書いてある。
5. 多発性硬化症 (MS)：多発性硬化症もビタミンＤ３不足によって引き起こされるらしい。北方地域では多いが、赤道地帯ではほとんど知られていない。

追記：新情報！ブラジルの読者から当地の医者たちがビタミンＤ３の多量投与で多発性硬化症を治しているというユーチューブ動画のリンクをもらった。３０分あるけれど、是非ご覧になってください：http://www.youtube.com/watch?v=erAgu1XcY-U

6. 筋萎縮性側索硬化症 (ALS)：筋萎縮性側索硬化症患者もＤ３のレベルが低い。さらにリサーチした結果、筋萎縮性側索硬化症はアルツハイマーに酷似した老化関係の病気だということが分かった。
7. 精神分裂病：精神分裂病の子供のＤ３のレベルは低い。
8. 喘息：僕も子供の時喘息だったが、１９８０から一般の喘息人口率は急増している。喘息の人はＤ３のレベルが低い。最近世界中で喘息をビタミンＤ３の多量摂取で治療をしようとする実験がいくつか行われているらしい。追記：アマゾンで（Alaska Dancing Bearという名前を使って）この本のレビューを書いてくれたアラスカ州に住んでいる女性によれば、彼女は一生喘息に悩んでいたが、ビタミンＤ３を毎日２万～３万IU飲むことで完全に治ったそうだ。そこで喘息の方のことも考えて、この本の新版を出す時に「人間の肺改装ホルモン」という６ページを最初にした。「人間の肺改装ホルモン」はもちろん僕のでっち上げた名前で、本当はビタミンＤ３のことだ！JJ Cannel先生の読者でビタミンＤ３の多量摂取で喘息が治ったという人たちについてもいろいろ書いた。
9. 強皮症：コラーゲン現象の一種だが、強皮症で悩んでいる人はＤ３が低いのだそうだ。（僕も子供のとき、軽い強皮症があった。）
10. アレルギー：危険なピーナッツアレルギーなどもきっとＤ３不足と関係があるだろう！僕が子供だった１９７０年代には聞くこともなかったが、今はかなりはやっているらしい。
11. ふけ・乾癬などのありふれた自己免疫性の症状。
12. 前立腺癌・乳癌・結腸癌・膵癌・白血病などの各種のガン。
13. 結核。
14. 風邪：夏より冬にずっとはやる。

15. 爪の水虫：僕も含めて、ビタミンＤ３の多量摂取で水虫が治ったという人がたくさんいる。
16. １型糖尿病：子供の免疫が自体のインシュリン生産細胞を破壊してしまって起こる。こういう子供たちは全員Ｄ３のレベルが低い。
17. ２型糖尿病：年長または肥満体の成人の病気で、患者は皆Ｄ３が低い。（電子ブックの初版をだしてから考えたが、この本の後半にもう一つ仮説を追加したいと思う。糖尿病の進化上の目的、そして人間の冬眠現象の一環としてのメタボリックシンドロームを説明するので、楽しみにしてください！）
18. ２型糖尿病に随行するメタボリックシンドローム。
19. 高血圧。
20. 関節リウマチ。
21. クローン病・過敏性腸（IBS）・潰瘍性大腸炎。（この本の最後に、５０年来のクローン病が治ったマギーさんの素晴らしい経験談がある。）
22. アルコール中毒：うつ病への反応と思われているが、アルコール中毒は北方地域でよく起こる病気である。僕の親戚でも毎日お酒を午後１時ごろから飲み始めることを２０年間やめることができなかったものが一人いた。それが、６ヶ月間ビタミンＤ３を摂取したら、ある日突然飲酒がやめられた。今ではたまにビールを飲むくらいだけだ。
23. ガングリオン（僕の経験）。
24. 皮下嚢腫（僕の経験）。
25. ニキビ：面白いことに、ビタミンＤ３受容体はトリヨードチロニン(T3)ホルモン受容体だけではなく、レチノイン酸受容体とも同族らしい。レチノイン酸はニキビ（またはシワ）の治療に使われている。もちろん、患部の皮膚のＤ３のレベルを高めるために日焼けすることもニキビ治療の一つだ。アキュテインでも治らなかった若者のニキビがビタミンＤ３多量摂取できれいになったという経験談もある。
26. 心臓病・心臓麻痺・心臓肥大。
27. 慢性閉塞性肺疾患・気管支炎・肺気腫。
28. その他の肺病。
29. ループス：毎日１万IUのＤ３で日光アレルギーや皮膚の症状が７週間で完治した女性の体験談を読んでほしい。
30. 黄斑変性症：多量のＤ３で黄斑変性症を治療した読者の経験談がある。
31. 成長に伴う痛み。
32. 腎臓病。
33. 早産：ここ２５年間で３６％にまで達している。（日焼け止めの普及に関係がある？毎日ビタミンＤ３を４千IU飲んでいる妊婦ではこの半分の率だが、これでもまだ摂取量が少なすぎると思う。授乳期間中は毎日６千４００IUの摂取が勧められているが、これも低すぎる！）
34. 乳幼児の疾患（風邪・湿疹など）、特に母親に感染が見られる場合。
35. 子癇前症・高血圧・妊娠糖尿病などの妊娠合併症はビタミンＤ３の多量投与で減らせる。
36. 自己免疫性の流産。

37. 胃潰瘍・ピロリ菌系の胃炎。
38. 出産時の死亡。
39. 子供の学習障害・脳奇形。
40. 神経性無食欲症。３月生まれに一番よく起こる。
41. 躁鬱病。これは簡単だ：睡眠不足は躁病を起こし、睡眠過剰はうつ病を起こす。つまり、日光とビタミンＤ３製作のサイクルと密着している。
42. 妊娠中・出産後の卒中。１９９４年に比べると、５４％も増えている！
43. 一般の卒中：最近の研究では、日光が少ないか弱い地域では卒中のリスクが５６％高くなる。
44. 漠然とした骨の痛み。
45. 日中の過剰な睡魔。この本をレビューしてくれた方の一人の経験では、これもＤ３で治ったらしい！
46. ここで注意欠陥障害・注意欠陥多動障害も入れておこう。僕は子供のころ喘息と注意欠陥多動障害があったのだが、最近になって、注意欠陥障害・注意欠陥多動障害のある子供は喘息のリスクも高いということを学んだ。母親のビタミンＤ３不足と子供の注意欠陥障害・注意欠陥多動障害との関係を説明する研究は今のところないようだが、この因果関係が検証されるのは時間の問題に過ぎないだろう。自閉症に関与する遺伝子のなかには注意欠陥障害・注意欠陥多動障害の要素になっているものが多いということがこの仮説をさらに裏付ける。自閉症が母体のビタミンＤ３不足に関係があるということは知られているから、子供の注意欠陥障害・注意欠陥多動障害にも関与していても驚くべきことではない。
47. 緑内障：緑内障研究所(Glaucoma Institute)のKaufman先生の実験では、ビタミンＤ３の目薬を使って、サルの眼内圧を２０～３０％下げることができる！（１日３万IUの摂取量を与えたらどうなるのだろう！！）
48. 偏頭痛。本の終わりの抄録を見てください。
49. パーキンソン病。外で働いている労働者の間では、パーキンソンの発生率が比較的に低い。
50. 尿路感染症。
51. 月経前緊張症。
52. 生理痛。巻末の抄録を見てください。
53. 痛風：尿酸は体内のビタミンＤ３を減らしてしまう。Ｄ３不足は痛風を起こす。
54. ぱっとひらめいたのだが、様々な精神病がＤ３不足と関係があるということは、買いだめや強迫性障害もリストにいれていいだろう。進化的に見て、Ｄ３が少なくなり、飢饉が多い冬のために体が準備をするなら、食べ物などの物資を買いだめするという行動も論理にかなう！
55. 虫歯（特に乳歯）：最近見たニュース番組によると、子供の虫歯の発生率が最近ごく上がっているらしい。ちょっと調べてみたら、ビタミンＤ会議のCannell先生以外にもたくさんの専門家が、子供に毎日ビタミンＤ３を１千IUを投与することで虫歯の発生を防ぐことができると言っている。
56. 乾癬：アマゾンにDonn Carrollという医学博士・眼科医によると、僕の本のレビューがある。彼は毎晩うつ伏せに寝なければならないほどのひどい乾癬もちだったが、

1日5万IUのD3を2ヶ月続けて飲んだら、完全に治ったそうだ！「気分は最高だ！」って。これはすばらしい！

57. 足底筋膜炎：僕は一年ぐらい足底筋膜炎に悩んでいたが、この大実験を始める前に消えてしまった。D3を1日4千IU飲んでいたころのことだ。ブラジルの読者で、2年間悩んでいた足底筋膜炎が1日2万5千IUを飲み始めてから2週間で消えたという人がいる！

58. 骨減少症：もう一人の読者によると、医者が6ヶ月治せなかった足の骨折がD3とK2の多量摂取でやっと治ったそうだ。

59. めまいと偏頭痛：スコットランドの読者からの最近のメールでは、D3の多量摂取で最近始まっためまいと偏頭痛がすぐに治ったそうだ。

60. 慢性潰瘍や治らない傷：ある読者によれば、どうしても治らない傷がビタミンD3を1日7万5千IU飲み始めたらよくなったそうだ。彼女のメールはこの本の最後に追加してあるので、ぜひ読んでください。

61. 膝変性・膝置換：ある患者は医者に両膝の置換を勧められたが、60日間D3を2千IU飲んでから、次の1ヶ月間は1日1万IUに増やしたら、両膝が完全に治ったという。彼女のメールもこの本の最後に入っている。

62. 近眼・遠眼：同じ読者がもう一つ気がついことは、彼女の視力が右目 +2.25 から .75 まで、左目は +.75 から -.25 までよくなったということだった。目医者で矯正手術を受けたかと聞かれてしまったぐりだ。このメールも本の最後にある。（僕自身も視力が少し良くなってきたという気がする。以前は深い水のなかを見ているようにちょっぴりボケていた視界が、今でははっきりしている感じだけれども、気のせいかと思っていたのだ。D3が様々な体組織を改造するということは、目のレンズも改造できて当たり前かもしれない。）

63. 日光角化症：皮膚が太陽に当たるとカサカサなうろこみたいになってしまい、その20％が皮膚ガンに発展してしまうという症状だ。赤毛で肌が白く、ずっと光角化症で悩んでいた読者の経験談があるので、彼のメールも本の最後に読んでください。

64. 日焼け：日焼しやすい人のなかにはD3の多量摂取で日焼けしなくなってしまう人もいる。巻末の一番最後のメールを見てください。

65. 骨棘：僕の肘にあった骨棘はD3の多量摂取で9ヶ月に消えた。最近、足首に20年間巨大な骨棘があった人からメールをもらったのだが、足病医がこんな大きさのものは見たことがないと言うくらいでかい骨棘だったらしいが、数ヶ月間D3を1日2.6万IU飲んでいたら消えた。このメールも巻末に出ているので、どうぞ見てください。

66. 低血糖症・性腺機能低下：今までにもらったメールのうちで一番よく覚えているのは、子供の時から治療不可能な重症の低血糖症で悩んでいた人からもらったものだ。それがD3の多量摂取で一ヶ月で治った！ついでにテストステロン値も上がったので、25歳で初めてヒゲを生やし始めた。

67. 静脈瘤：マジな話、ビタミンD3多量摂取セラピーで静脈瘤がどんどん縮んで、ちいさな蜘蛛の巣みたいになったという人の話は、最近あちこちのブログにあがっている。

68. 失禁：take.d3.comのウェブサイトをセットアップしてくれた人の母親は７０歳代で、お手洗いに近くなり、失敗をすることもあるようになっていた。だけど、６ヶ月間毎日Ｄ３を１万IU飲んでいたら、この問題がなくなってきた。
69. 不妊症：不妊症の女性の９３％がＤ３不足だと発見されている。本の最後にある、試験管内受精で３回失敗した女性の経験談を見てください。数ヶ月の間、毎日Ｄ３を２万IU飲んで、やっと成功した。（進化的に考えれば、冬の飢饉の準備をしている時には、自分が生き残るために必要な物資を無駄にしないためにも子孫を作らないのが賢いだろう。）

このリストについて、「話がうますぎる」とか「誇大広告だ」みたいなことを言う人がアマゾンのレビューを書く人達のなかにかならずでてくる。でも、僕は言いたい：文句を言う前に、勉強してください。PubMedにのっているビタミンＤ３関係の記事を全部（現在で５万５千本）読むのに３〜６ヶ月しかかからないし、それだけ読めば、信念だけからではなく、ちゃんとした知識をもって話せるようになるから。
ともかく、自分の意見ばかり主張したがる人というのはいるもんだ。こういう人達の書くことを読んでみると、常識の足りない人が多すぎることがわかる。僕はビタミンＤ３について５万２千本の記事を読んでいるのだということを無視しているか、バカにしている。それとも、意味がわからなかったのだろう？なんにせよ、僕の読者が、こういう人達のいかにも論理的な「常識」に耳を傾けて病気治療の可能性を見逃してしまうことは絶対避けたい。このＤ３不足に関連している病気・症状のリストは絶対正しい。読者の経験談によるものは少数で、ほとんどは５万２千の抄録から見つけたものである。

１０。すべての病気の治療は３０日以内に見つかる！

まだ自分ではやっていないが、勉強のためにPubMedのデータベースで「誕生季節」または「誕生月」を検索してみるといい。３千６００くらいヒットする記事の多くは母体の妊娠中のビタミンＤ３のレベルに関係しているだろう。
骨粗鬆症は？常識的に考えて、Ｄ３が骨に良いなら、Ｄ３不足は骨粗鬆症につながるだろう。でも、僕はそう思わない！PubMedには１９６７年以前の文献からのっているが、そこでちょっと「Ｄ３不足が骨粗鬆症を起こす」で検索してみたら、７９件しかでてこなかった！本当に関係があるなら、最低１千件はヒットするはずだ！もちろん、体内のＤ３が低いと骨折につながるという研究はある。骨粗鬆症も骨折を起こすことがあるが、これらの例は骨粗鬆症からではなく、骨の維持が悪いことからきたものだと思う。抄録を読んでもらえば、Ｄ３不足が骨粗鬆症につながらないということを確信してもらえるだろう。
なぜここでPubMedの話をしてるかというと、読者にも自分でいろいろ研究できるようになってもらいたいからだ。最初は何にも知らなくてもいい。頭に浮かんできた仮説を検索してみれば、それが正しいかどうか、たくさんの答えがでてくる。抄録を全部読む必要もない。内容のほとんどは実験に関する数字だから、タイトル・序論・結論の三つに集中すれば、パターンが見えてくる。あまり知らない分野でも、大丈夫だ。パターンというものには大抵意味があって、次の質問につながっていくことが多い。僕が思うには、PubMedで１ヶ月ぐらい研究すれば、ほとんどの病気の治療は見つけられる！冗談

ではない。世界中の科学者たちが皆重箱の隅をつついていて、誰も全体を見ていない。世界中のジャーナルに発表されるのは、実験結果か臨床所見ばかりだ。僕が知る限り、理論を扱っているのは "Medical Hypotheses"（「医学仮説」）というジャーナルだけだ！これで、科学者の世界というものが全く頼りにならないことが分かってもらえるだろう！科学者のほとんどは反復や同一性が好きな半自閉症タイプなんだ。そして、学者ぶることが好きなくせに、部屋の模様替えをしただけで自閉症の子供みたいに切れちゃうのだ。想像が豊かな人はみんな美術家・映画監督・小説家などになるから、科学界に入ることはまずない。だからPubMedのデータベースが無視されて無駄になっているだけになるのだ。人間の病気について考える材料は全部ここにあるのに！想像力のある人がほんの３０分、長くても３０日間、ここで勉強をすることがないから無駄になってしまう！

PubMedのデータベースは無料のサービスだからwww.ncbi.nlm.nih.gov/pubmed に行ってご自分で自由に試してみてください。

１９６７年から行われてきた多数の実験の結果がPubMedにアップされているから、仮説を立てて検索すればいい。仮説が間違いならあまりヒットしないし、あまり直接関係がないものがでてくる。例えば、「Ｄ３不足は骨粗鬆症を起こす」という仮設で検索したら、これは多分あってないということが分かった。（幅広いデータベースの使い方を習えばいろいろな勉強をすることができるのだ！）僕は２５年間以上こういうリサーチをしているから、データのなかにパターンがあるということは保証できる。ジグソーパズルと同じで、時間が少しかかるけれど。

追記：僕の仮設をぴったり裏付けるような研究が最近出版された。この研究では、カルシウムと少量のビタミンＤ３を骨粗鬆症がある女性たちに与えても改善しなかった。もしかしたら、Ｄ３の量が少なすぎたから結果がよくなかったのかもしれない。なんにせよ、多量投与の研究はまだないが、自分の仮説には自信がある。この研究では同時に、カルシウムのサプリが心臓病のリスクを高めたかもしれないという話だった。多分、カルシウムが血液や軟体組織に漏れずに骨のなかにとどまっているようにするビタミンＫ２を与えなかったのだろう！この研究の結論はひどいものだった：「骨粗鬆症の治療のためにビタミンＤ３は効かない」。Ｄ３の他の有益な効果を完全に無視している！最近読んだ意見では、これは製薬業界がビタミンＤ３を違法化する目的で圧力をかけ始めた結果としてのインチキ記事かもしれない！

ともかく、PubMedには僕の今までの論文と同意する結果が７９件でてくる。つまり、骨粗鬆症はホルモン不足によるものではなく、我々が４０代を超える時に起こる黄体形成ホルモンの急増から起こるものだ。黄体形成ホルモンは骨（骨粗鬆症）や脳（アルツハイマー）など、人体のいろいろな部分を攻撃する。

基本的に、老化現象の一部を除いて、人間の病気というものは全てＤ３不足に関係があるようだ。つまり「人間の冬眠現象」（HHS）と「不完全治癒現象」（IRS）のことである。（面白いことに、アメリカの国税庁 (Internal Revenue Service) も同じイニシャルで知られている。これからは、IRSにやられたと言う人がでてくると、違う意味になるかもしれないね！）

個人的には、８年前に関節が痛い人のほとんどがビタミンＤ３不足であるということを知ってから、ビタミンＤ３の重要さを理解し始めた。そこで、いろいろいい結果がある

だろうと思って、毎日の摂取量を通常の４００〜１千IUから４千IUに高めたら、確かにそうだった！３０代に悩まされていた関節炎がほぼ全部なくなったし、トレーニングでも肩や手首に怪我をせずに２０代のころと同じように頑張れるようになった。
ある日父から大きなヒントをもらった。スタンフォード大学卒業の医学博士で泌尿器科医だった父は僕の提案でビタミンＤ３を毎日２千IU飲んでいたが、数年後にやっとビタミンＤ３の血液検査を受けた。（メディケアが全部払ったが、３８０ドルだった。僕はいつも６０ドルのホームテストを店頭で買っていた。後になって、Life Extension Foundationから買うと４４ドルしかしないということも分かった！）
父の検査の結果ではＤ３がまだまだとても低いレベルだったので、びっくりした。７９歳で３０ng/mLなんて！体のためには７０ng/mL以上必要だ。人によっては１５０ng/mLまであっても大丈夫らしい！（個人的には、１５０ng/mLを長期間保つのが安全かどうかはよくわかならい。だから、現在ある症状を治すために血値をあげても、治ってからまた９０〜１００ng/mLに落として安定させる方がいいと思う。）それにしても、父の当時の毎日の摂取量（２千IU）が普通に医者に勧められるもの（４００IU）の５倍だったことを考えると、驚きの結果だった！そこで、もしかしたら僕らは遺伝子的にＤ３のレベルが低い血統なのかもしれないと思い始めた。通常の摂取量の５倍を飲んでいて、３０ng/mLという危険なレベルだったのだから！（じゃなきゃ、Ｄ３の必要摂取量と日光の必要量について医学界がずっと間違えていたに違いない！）

１１．ベストな血液検査

僕が知る限り、アメリカで一番安くて便利な血液検査はLife Extension Foundation のサービスだ。www.takeD3.com でこのサービスへのリンクをアップした。とても簡単だ：ウェブサイトにいって、血液検査のオプションをクリックして、４４ドル払えば前払いの血液検査フォームを郵便で送ってくれる。それを印刷して、最寄りの血液検査センター（アメリカだと普通Lab Corpというところ）に行けば、すぐ検査してもらうことができる。（フォームには一番近い検査センターがいくつかリストしてあるから、行くのに５分もかからない！）採血は痛くないし、サンプルがセンターから翌日配達便で送られるから、結果のＥメールは２〜３日のうちに届く！６０ドル出して自分で指を刺して血液を４滴絞り出すよりこの方がずっと楽だ。（ある医者は血液検査はビタミンＤ３が低い冬に行った方が一番いいと勧めている。夏にレベルが普通でも、冬にＤ３不足で病気になったら大変だから。）他の国にもLEFのセンターがあるかもしれない。国際的に商品を売っているから。
１日に４千IUを飲むことでトレーニング中の怪我を防ぐことはできたが、２０年以上悩んでいた右の股関節のギックリには全然効果がなかった。外科医は腸腰筋を緩める手術を勧めた。整体師たちは全くどうしていいかわからない。
ビタミンＤ３が骨や関節の改造ホルモンだということを読んだので、父の血液検査の結果が出た後で、毎日の摂取量を劇的に高める実験を始めた。
１日４千IUから、医者が通常推薦する摂取量の５０倍、２万IUにしてみた。医学校一年生の時にビタミンＤ３毒性について学んだ医者たちにとっては非常に危険な行動に思えるに違いない。

面白いことに、最初はエネルギーが急に上がって、テストステロン的な躁状態を経験した。腹をたてることもよくあった。（考えてみるとこれはそれほど驚くべことではない：ビタミンＤ３はテストステロンと似たようなセコステロイドホルモンだから。）そして、一回も怪我したことがなかった関節も痛み始めた。僕はこれを完治していなかった古い怪我が分解して改造されている印だと解釈した。

ネズミの足を折って、骨折が治る過程を観察した実験がある。ビタミンＤ３を与えなかったネズミは折ったところにたこができたが、ビタミンＤ３を摂取していたネズミにはたこが全然なくて、完璧に治ったそうだ。

骨•関節改造の仮説を信じて、毎日２万IUを摂取することを続けたが、この間、痛み止めを飲まなければならないこともあった！抗炎症薬のクリームも使った。それでも、何週間の間足が痛くて、引きずって歩いていた。肩もツルハシで打ったたかれたように痛かった！

肩が痛いのは、昔のラグビーと最近のペイントボールのせいだった。膝はスキーの怪我があったし、股関節もギックリしていたし、手首も５年前からガングリオン嚢腫でやられていた。

痛みは２ヶ月のうちにほとんどなくなって、ガングリオンもどんどん硬くなって縮み始めた。やっと効果が現れ始めた！骨や関節が改造されてきたようだ。体が骨や関節の正しい構造を忘れることはない。冬の間に完全に再生しないのは、重要な物資を使い切ってしまうわけにはいかないからだ。

肩は６ヶ月たってもまだ痛かった。一番ひどかったのは左肩で、２１歳の時にラグビーで脱臼して手術をしたところだ。右肩はほとんど痛くないし、股関節のギックリも完全に消えた！ずっと完璧に治らなかった古傷のある左肩が最後まで残ったらしい。(これを書いたのは３ヶ月前だが、９ヶ月実験を続けた今の時点では完全に治っている。最初は１日に１０万IUで始めたが、痛くて２．５万IUに変えた。）ただ、今ベンチプレスをすると、左肩の関節にちょっとゼリーみたいな柔軟性があるような気がする。硬い骨でできた関節のような気がしない。これからＤ３の摂取量を減らしていけば、左肩が元の形に固まってくれるだろうと期待している。

高校でピッチャーと三塁手をやっていたころは結構強く遠くまで投げられたが、３０代に入ってから、右肩が硬くなってしまって、本塁から二塁より遠くへ投げられなくなってしまった。でも今犬と遊んでいるとその３倍くらいの距離は再び投げられるようになった！これでメージャーリーグのピッチャーになる夢が戻ってきた！（笑）

初めのうちは１日の摂取量を１０万IUまで増やしてみたが、腎臓が痛くなったような気がして心配になってしまった。（この時点で行った腎臓の検査は巻末に説明する。）４週間ぐらいやめて、また始める時は１日に５万IUを摂取することに決めた。今この本を書く時にもこのおなじ摂取量で続いている。（追記：５万IUでも関節が痛くなってしまったので、またやめて、その後、ここ２ヶ月は１日に２万５千IUを飲んでいるが、これくらいでちょうどいいらしい。再追記：２万５千IUで安定したので、今は１日３万IUで続けている。これだけ量を増やしても、左肩と右の股関節のギックリ部分が少し痛くなってきたというだけだ。僕の体にはまだまだ未完成なところがあるのだろう！さらに追記：痛いところを全部完全に治療するために、ここ２ヶ月は毎日の摂取量をまた５万〜６万IUに高めている。右肩が長い間痛かったがやっと完全に治ったみたい。右の股関節

はまだちょっと痛いがこれもほぼ治っている。左肩の調子もどんどんよくなっているが、まだ痛みは１００％消えていない。減量しようとしていないのに、体重も１１kgぐらい減って、８１kgまで下がった！）

ちょっと休んでから、１日に５万IU飲み始めて１ヶ月たったら、またあのテストステロンっぽい躁状態になってしまった。政治に関してすごく腹を立てたり、毎日友達や知り合いにブログを送っていたけれど、２ヶ月くらいたったら、普通に戻った。

PubMedにのっているビタミンＤ３に関係ある論文５万２千本（一番古い物は１９２２年に出版した）のタイトルや抄録を全部読んでリサーチをした僕の言うことが信じられなかったら、あなたもPubMedで「ビタミンＤ」を検索してみてください。

簡単に言うと、このリサーチで、老化以外の人間の病気はすべてビタミンＤ３不足に関係があることが分かった！１９８０年代から自閉症・肥満・喘息（もしかして注意欠陥障害でも）などの症状が増えてきたのは、太陽を避けて、日焼け止めを使えという医者の指示のおかげなのだ！そして同時にビタミンＤ３の多量摂取は危険だと言う。医者の言うことを聞く方がよっぽど危ないではないか！（お父さん、ごめんね。）

もう一回だけ簡単に進化論の見地から要約しよう：長い間日光に当たらないと、なぜ肥満・うつ病になってしまうのだろう？答えは単純だ：日光に当たらないと体はこれから食べ物や物資が少ない冬に入ると思ってしまい、クマのように冬眠準備をしたがる。だからキチガイのように食べて体重が増えることになる。ビタミンＤ３不足が、身体中に炭水化物や脂肪をたくさん食べて飢饉に備えろと命令を出しているようなものだ。同時に余計なエネルギーを使わないように家にこもっていろというメッセージも出すので、うつ病につながりやすい。布団のなかで転がっていさせるために病気を起こすことだってあるかもしれない。（これについてはまたあとで。）外出を妨げる喘息の原因にもなる。遠出をしてエネルギーを消耗しないように関節炎を起こすこともある。（あるいは、資源を節約するために体を完全に修理しない。冬のうちは必要最低限だけの修理をして、春を待つのだ。完全に修理するのは日照時間が長くなって資源が豊富になってからでいい。）ビタミンＤ３不足はこうやって人間の冬眠現象を起こし、不完全治癒現象（恐るべきIRS）も起こすのだ。

他に人間の冬眠現象に気がついた人がいるかどうかインターネットで調べたら、Ｔ３の特許を取っている人がいるのに気がついた。Ｔ３というのは、甲状腺ホルモンの活性化されたものである。（ビタミンＤにＤ１・Ｄ２・Ｄ３のタイプがあると同じように、甲状腺ホルモンにもＴ２・Ｔ３・Ｔ４などのタイプがある。ただ、Ｔ３以外のものは活性化されていないので、体が使う時はまずＴ３タイプに転換させないといけない。）人間の冬眠現象と戦うためにＴ３の多量投与を行うという特許だった。面白いことに、彼が出したＴ３によって治療できる病気のリストが僕のＤ３によって治療できる病気のリストとほとんど同じだった！これにはきっと何か重要な意味があるに違いない。

そこでＴ３とＤ３について調べてみたら、この二つのホルモンは同族で、構造も似ていて、同じような役割をすることが分かった。Ｄ３受容体の半分はＴ３受容体の半分と連結していることもあるらしい。そして、片方の体内レベルを上げると、もう片方のレベルが下がるのだ！

そういうことで、もしかしたらＴ３はＤ３の冬バージョンで、Ｄ３ほど強くはないが、人間の冬眠現象や不完全治癒現象を鎮める役割を担っているのではないか思い始めた。

これは当たっているようだ。肥満・うつ病・低エネルギーの人にT3を投与すれば改善することが多い。D3なら気分だけではなく体も修理できるのだけど。
冬眠中のクマのホルモンの変化を検索してみたら、面白い結果が出てきた。これまでの研究のほとんどは甲状腺ホルモンのレベル変化に集中しているが、冬眠の間に大きな変動があることは見つけられていない。クマの冬眠とビタミンD3の関係については、マイナーな記事が一本見つかっただけだ。でも、この記事によると、夏季のクマのD3レベルは22なのに、冬眠の間は8まで下がるらしい！クマの冬眠の研究者たちはやはり今まで間違ったところに目をつけていたのだ。抗冬眠ホルモンはT3ではなく、D3の方だ！
僕の知っている何でも屋さんが甲状腺ホルモンが低いという診断を受けたことがある。それまでずっとT4（T3ではなく）を摂取していたので、体内でT4からT3に転換させなければいけないにしても、すこしは助けになっていたようだ。ある日、目を腫らして家に現れたので、免疫力を上げるためにD3の多量摂取を勧めた。毎日2万IUを飲み始めたら、3日間で目の感染がなくなった。（偶然自然に治ったのかもしれないが、それ以前に医者が処方した抗生物質が全然効果を見せなかった後のことだ。）この多量摂取をしばらく続けていたら、ここ20年にこれほど元気に感じたことがないというくらい調子がよくなったそうだ！エネルギーがありあまって、体重も減り始めた。数ヶ月後には元のクマみたいな巨大な体型が全く普通の体にちょっとお腹が出ただけみたいになった。毛深かくて髪の毛が長い男だったので、D3を始める前はまるでマンモスに見えたのだけど。（僕は頭の中で勝手に彼をそういうあだ名で呼んでいた。）でも、体重がまだ109kgだから、彼のD3の摂取量はまだまだ増やせると思う。もしかしたら、飲むのをやめたから体重が減るのも止まったのかもしれない。もう一回この実験を続けるつもりがないかどうか聞いてみよう。その結果はまた後日。
これを背景に、現代社会の一般人の健康に何が起こっているかを考えてみよう。現大統領夫人のミシェル・オバマはアメリカの公立学校で「肥満と戦う」というキャンペーンを始めている。カロリーが高くて太りやすい食品を駆除して、子供にもっと運動をさせようという計画だ。（オバマ政権は、日焼けマシーンは有害だという理由から10％の税金を課した。でも実は、UVB系の日焼けマシーンの中にはD3のレベルを劇的に高めることができるものもある。）
僕も含めて、1980年代までの小学校のことを覚えている人はいるだろう。僕が間違えていない限り、1970年代の同級生には太った子供がほとんどいなかった。皆んな好きなだけジャンクフードを食べていてもスリムな体型だった。一組25人（全員白人）のうち、デブな子は2〜3人しかいなかった。僕のクラスにいたのは二人とも顔が青白かったなあ。（D3が足りなかったから？）
2003年にある女友達の娘のクラスの活動を見に行った時には、大ショックを受けた！この子を含めて、痩せた子供はその学級に4〜5人しかいなかったのだ！残りは全部デブだった！男の子も女の子も。クラスにはラテン系の子供がたくさんいて、最近アメリカに移民してきたとか親が最近の移民というケースが多かった。これは肌の濃い人はビタミンD3について注意しなくてはならないということと重なる。南方から最近移住してきた人々は得にビタミンD3不足に弱いので、肥満率がとても高くなる。同じD3の量を生産するのにも、肌の白い人より肌の黒い人は日光がもっと必要なのだ。今時

は黒人の子供でも日焼け止めをベタベタ塗られているらしいが、こんなバカな話はない。

たった一回の経験から大げさなことを言うやつだと思うかもしれないが、統計学的には無作為のサンプルを３０使った結果は結構正確なのだということを思い出して欲しい。僕が見た学級には子供が３０人以上いたのだ。さて、僕の子供時代と現代の違いは一体なんだろう？今の子供たちは体育の授業がなくて、家でもテレビやパソコンの前に座りっぱなしなのかもしれない。でも、僕が子供だったころだって、皆んなテレビは見放題でジャンクフードも食べ放題だった。でも、肥ってなかった！外で遊ぶことが多くても、日焼けどめなんて使わなかった。幸いにまだ発明されなかったから！

食生活と運動レベルの違いで説明できないとしたら、１９８０年代より前と後の子供の生活にどんな違いがあるのだろう？僕の推測！アメリカで１９８０年ごろに始まった日焼け止めを使い日光を避けようとする習慣！（喘息・自閉症の「ゼロ時点」と同じ時期だ。）

医師たちには悪意がなかったのはわかる。でも、皮膚ガンを防ぐために推薦したことが逆に肥満・自閉症・喘息などの流行を引き起こしてしまったようだ。その上、後からの研究では、非黒色腫性の皮膚ガンは比較的良性なもので、もっと危険な黒色腫性の皮膚ガンはビタミンＤ３または日光浴によって防げるということが明らかになっている！

こうやって医者たちは良性な皮膚ガンの発生率を低くするために、上のリストにあるようなもっと怖い病気を大流行させてしまったのだ。僕らに太陽を避けろ、外に出るたびに日焼けどめをたっぷり付けなくては危ないとお説教をして、様々な病気の危険をもたらしたのだ。テレビの天気予報でも、晴れの日にはかならず「帽子をかぶって、ちゃんと日焼け止めをつけなさい」と言っている！太陽が強い赤道に近い地域で進化してきた人類の歴史を考えれば、これはナンセンスだ。

僕は多分一生ビタミンＤ３不足だったので…

さて、僕が一生ビタミンＤ３不足だったかもしれないということについて、ちょっと話したい。

僕が生まれたのは日焼け止めが流行ってきた時代よりずっと前で、カカオバターや日焼けローションしかなかった！コッパートーンの宣伝の女の子を覚えてる？ほら、あの、子犬が水着を引っ張って、日焼けラインが見えている子。僕はよく覚えている。そういう環境だったから！外でよく遊んでいたし、家族で家や海岸で日光浴することも多くて、夏はいつもとても元気に過ごしていた。両親も時間がある限りできるだけ日光浴をしていた。当時は日に焼けた肌が流行っていた。それでかっこよかったし、気持ち良かったのだ。（健康にもよかったのだろう！）

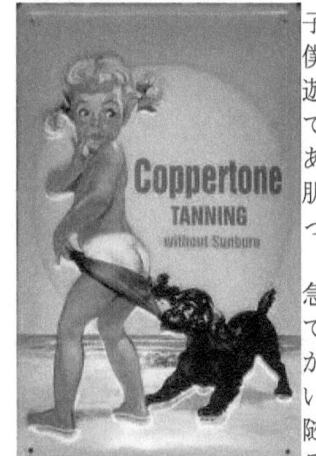

しかし、4歳ごろのある冬、急にひどい喘息で倒れてしまった。息ができなくて、溺れているような感じだった。母も姉もなんとかしようとしたが、何もできなかった。6歳になってからは経験していないが、今でも喘息持ちの人にはものすごく同情を感じる。随分前の話なんだけど、あの苦しさははっきり覚えている。ウォーターボーディングされるのと同じ気持ちだろう！

その時僕を「治療」した医者は、羽根枕にアレルギーがあるという診断を出して、人口繊維の枕に変えて、アデノイド（喉や鼻の後ろにある組織）の手術をすれば治るという意見だった。でも今思うと、喘息やアレルギーはビタミンD3不足と強い関係があるので、D3のサプリ、またはフロリダ州への旅でもよかったのだろう。

23歳の時にセントルイスからシカゴへ引っ越したら、いきなり人生初めての季節性アレルギーに悩み始めた。草木から白いふわふわしたものが空気に飛び交い始めるたびにアレルギーが始まった。延々とくしゃみが続いて、目が痒くて、涙が流れた。抗アレルギー剤を4週間ぐらい飲まなければならかった。最終的にはクラリチンを飲むのだが、できるだけ薬は飲みたくなかった。これがずっと続いていたけれど、D3の実験を始めた最初の1年間にはクラリチンを5錠飲むだけで済んだ。今年は「危険な実験」の2年目で、アレルギーの季節をクラリチンなしで生き抜いた！ほとんど治ったのだ。ふわふわが飛び始めるとちょっとくしゃみが出たが、クラリチンを飲むほどではなかった。したがって、長期のD3多量摂取でアレルギーを治すことが可能だという仮説を立てる。（免疫系を改造するのには股関節のギックリや骨棘より時間がかかるようだ！）

10歳ごろにはみっともない脱毛症が頭にできてしまった。サーベルで上から切られてしまったように見えた。医者に行ったら、良性な強皮症だと言われた。強皮症というのは、コラーゲンが体の一部にちゃんとした組織を作ってくれない病気だ。これが致命性の強皮症だと、体の一部から胴をどんどん突き抜いて心臓まで達してしまう。幸いに僕の場合は、強皮症モルフェア(scleroderma morphea)だったので、頭皮にしか影響を与えなかった。禿げた部分はそのままだけれど、整形外科医が切り落として、きつく縫い合わせたので結構小さくなっている。PubMedで強皮症をちょっと検索してみたら、思ったとおり！強皮症にかかる人は皆んなD3不足だって。もっと若い時にこれを知っていればよかった。お医者さんは頑張って、当時の治療法を使って僕の頭にコルチゾーンを死ぬほど注射してくれたけど、こういうこと、僕の人生ではよくあったんだよね。

僕が読んだ研究によると、理想的な体内のビタミンD3レベルはU曲線を描いているのかもしれない。つまり、少なすぎれば病気になるが、高すぎてもいけない。多分、理想的な維持レベルがあると思うが、これまで溜まっている症状を治療するためには、曲線のちょっと高いところから始めて、症状が治った時点で安全なレベルに落とすのがいいと思う。もちろん、少々のリスクはあるけれども、医者に手術や危険な処方薬で治療してもらうことだってリスクが高いのだから、心配は同じようなものだ。僕個人の理想的な維持レベルは２万５千〜３万IUだと思う。ビタミンD3の専門家の多くは、１日に１万IUまでなら安全だと言うけれど、僕はこれはちょっと内輪な見積もりではないかと思う。（もちろん普通の医者に聞けば、２千IUを超えると危ないと言うけど、彼らは科学的に１０〜２０年遅れているから！）一般に推薦される摂取量は今の２千と１万IUからこの先徐々に上がってくると思う。もしあなたの体重が４５kgでビタミンD3多量摂取のセラピーをやってみたいなら、まずはしばらく１日に１万IUを飲んでください。治したい怪我がある場合は２万５千IUまで高めてみて、痛かったらやめればいい。それからまた数週間5万IUの摂取をやってみてもいい。最終的に１日１万IUという維持レベルで安定すること。自分の体重に合わせて摂取量を調整することが必要だ。例えばもし１８０kgあるなら、僕が飲んでいる摂取量の二倍から始めて、体重が９０kgあたりに減ったところで半分に落としてください。

追記：正しい摂取量を決めるのには、体重よりも血液検査が一番いい。大切なのは、摂取量でなくて、血液中のレベルなのだから。そういう自分もとうとう血液検査をした。後でレベルを教える！（さらに追記：D3の多量摂取セラピーのリスクを減らしたければ、多分、ビタミンK2も同時に多量摂取すればいいと思う。）最初はインターネットで買えるホームテストを使っていたが、LEFのサービスの方が安くて正確なものだからそれに変えた。

Hollick先生の２４ページの電子ブック（９９円）も最近読んだ。先生のインタビューによると、肥満な人の場合は脂肪細胞がD3を隔離して循環させないので、体内のD3レベルを高めることがとても難しいそうだ。だから、肥った人は痩せた人より多量のD3を摂取しなければならないかもしれない。だとしたら、肥満体の人はどうやって適宜な摂取量を決めればいいのだろう？肥っている人は必ず定期的にD3のレベルが９０〜１００の範囲に入っているかどうかを血液検査で確かめないといけない。ちゃんと検査しないとただの推測になってしまうし、下手すればとても危ないかもしれない。

母の経験もここでちょっと加えておこう。ビタミンD3がたっぷりの魚が大嫌いだったから、高齢になってビタミンD3不足に関係ある様々な病気で悩まされたということには驚くに当たらない。両膝ともリウマチで人工関節に置換されて、うつ病にもよくなってしまった。肥りすぎで悩んでいるし、静脈瘤もある。流産も二回やった。（そのうえ、僕という注意欠陥多動障害の子供も生んだ！）何度も何度もビタミンD3のレベルを上げるように勧めたが、母はいつも僕の言うことを聞かない。

肝油の歴史を調べてみると、面白い。昔は関節炎を治療するために使われていたし、出産にまつわる面倒を防ぐためにも使われていた。健康のために子供たちも毎日飲まされていた。これだけではない。昔の医者たちは日光の多いところに住むことの健康利益を知っていて、治療法がはっきりしない患者によく「南へ引っ越しなさい」と告げた。それで治ってしまう人が多かったのだ。生化学的な理由がわからなくても、昔の医者たち

は肝油や日光の利益をちゃんと知っていた。現代ではこれがビタミンＤ３のおかげだということがわかるが、医学界の皮膚ガンについての病的な執念でごまかされやすい。昔の一般的な治療で、もう一つ、湯治というのがあるが、これは死海みたいな塩水に浸かるからではなく、太陽に当たることが利益になったのだ。僕はしょっちゅう医者の悪口を言うけれども、時代を先取りして日光と肝油を投与した人たちには脱帽だ。（この最新版を書いている時にラジオで聞いた話では、日光の少ない北方地域の住民は日光の多いところに住んでいる人の二倍の脳卒中のリスクがあるのだそうだ！）

僕の話に戻ると、僕は白人で１８０cmで８１kg（９１kgから落とした）ある。僕にちょうどよかった摂取量は２万５千IUで、短期間に５万IU、もっと短期間には１０万IU飲んだことがある。摂取量を高めるたびに古い怪我がある関節が痛くなってきたが、面白いことに一番長く痛かったのは２万５千IUを飲んでいた間の数ヶ月だった。５万IUにあげたら痛みは最初消えたが、また戻ってきた。でも、前の妊婦の例を考えて、僕でもこれ以上はできると思って、１０万IUにアップした。そうしたら、関節の痛みはなかったが、腎臓が痛くなってきたという気がしてきて、そこでやめた。しばらく休憩してから２万５千IU、最終的に３万IUに戻った。修理の間は我慢できないぐらい関節が痛かったけれども、今はやってよかったと思う。減量するには１日６万IUでちょうどいいようだ。（これを書いてから３ヶ月後、１日に６万IUを飲むという実験を終わらせた。血液検査をしてみたら、Ｄ３のレベルが１６８だった。これは永遠に生きることが可能だと信じている人には危険と思われているレベルだ。Ｄ３を多量摂取していて血液内のＤ３レベルが１００を超える人間の心房細動のリスクは、一般の６５歳以上の人口よりずっと高いからだそうだ。）それから後毎日のＤ３の摂取量を５千〜１万IUまでカットしてもう一度検査してみたら、血液内のレベルが１１５に下がっていた。また検査しよう。ちなみに、６万IUを３ヶ月飲んでいるうちに左肩と右の股関節は完全に修理されたようだけど、他の関節はそのままだった。左肩と右の股関節はセラピー中、それから６万IUをやめてから２ヶ月つづけて痛かったから。今ではやっと痛みがなくなって、関節が硬くなってきた気がするので、もうすぐ本格的なウエートトレーニングに戻りたいと思う。

一つ気づいた副作用だが、５万IU以上摂取していたころには特に、爆睡する傾向があった。１４時間ぐらいぐっすり寝ることもあって、外で一日中遊んだ後のような感じだった。長い間太陽に当たっていると死ぬほど疲れてしまう、あの気分だ。生まれてからずっと日焼け止めを使ってきた人たちにはわからないかもしれないが、子供のころに夏休みをフロリダ州で過ごして１日８時間日焼け止めなしで海岸で遊んでいたような年長者にはわかると思う。（後で知ったのだが、この睡魔は夜にメラトニンを多量摂取することで打ち消すことができるらしい。これには最初、ちょっとびっくりだった。以前メラトニンの多量摂取セラピーの実験をやった時にも１日に１４時間寝てしまったから。）メラトニンというのは普通夜寝ている間に生産されて、日中陽に当たっているうちに分解されてしまうもので、冬眠直前の動物でも体内レベルが急上昇することが知られている。だから、冬眠用の健康ホルモンと呼んでもいいかもしれない！従って、メラトニンとＤ３を同時に摂取すると、Ｄ３の健康利益が無駄になってしまうかもしれない。ただの推測なんだが、とても論理的だと思う。しかし、両方とも健康にとてもいいのは確かだから、Ｄ３で体を修理してからメラトニンも摂取し始めれば健康をオプティマイズす

ることができるかもしれない。女性ならメラトニンの適当な摂取量は７５ｍｇあたりだろう。これは、ヨーロッパで産児制限のために使われたことがあるレベルである。男性は体重によって調整した方がいいかもしれない。僕自身は１日に１２０ｍｇを摂取している。（これはもう一冊別の本の内容になるが、４ヶ月間毎日１４時間も寝ていたのが、やっと元に戻った。時間はかかるけど最終的に１日に７時間の睡眠に戻るのは可能だ。）メラトニンについてもう一つ面白い事実は、カロリー制限中にも急上昇するということだ。カロリー制限をすると女性の繁殖力が落ちるのは多分このせいだ。カロリー制限は老化過程をできるだけ抑えるという健康効果がある。ネズミの実験では寿命が２０％～４０％延びたということだ。（カロリー制限で急上昇するホルモンのもう一つはDHEAだ。僕はずっと飲んでいて、皆さんにもお勧めするが、これに関しては自分でリサーチしてもらった方がいいだろう。LEFで情報はたくさん得られる。DHEAで検索すれば必要な情報はほとんど出てくる。繰り返し言っておきたいが、僕はLEFと契約しているわけではない。ただの客である。他にもいいサイトはたくさんあるかもしれないが、忙しすぎて探す時間がないだけだ。）

興味深い追記：
ビタミンＤ３を多量摂取している人たちから色々なエピソードが入ってくるが、僕の他にも最低二人がものすごくリアルな長い夢を見るようになったという副作用を経験している！ほとんど全部楽しい夢で、そのなかではいつも昔にいなくなった友達やペットなどと遊んでいて、２０～３０年のことでもまるで昨日のように感じられるのだ！これはすごい！僕がここ一年ぐらい経験しているのと同じことだ。子供の時に飼っていた猫の夢まで見たが、現実には３０年前以上に見たのが最後だから普段は顔も全然思い出せない猫なのに、夢の中では子供の時みたいにはっきり見えた！もし、同じような経験をしている人がいたら、是非連絡してください。同じような副作用を経験している人がたくさんいるなら、なにかしら進化的な意味があるのかもしれない。

１２。ビタミンＤ３のレベルを自分で確かめよう

僕より神経質な人は血液のホームテストを使ってもいい。普通のレベルは２０～３０ng/mLくらいで、理想的なレベルと言われているのは７０～９０ng/mLあたりだ。１５０ng/mLを超えないと中毒症状とは呼ばれないだろう。多量摂取の実験の悪影響が心配な人はホームテストを使ってチェックしながら進めばいい。僕自身はいつも自分の体の感じに頼るけれど。何か変な具合になってきたと思ったら、すぐに摂取量を減せばいいのだ。もうすぐ血液検査もするから、その結果はまたお知らせする。（実験中はテストを続けて、血液レベルを８０～１００に維持しておくのは一番いいだろう。）
僕の血液検査の結果が出た！素晴らしい結果だ。１２０ng/mLだから、フロリダ州で日焼け止めを使わないライフガードと同じレベルだ！（次のテストの結果は１６８だった。）一年間の実験の後、しかも３万IUの維持レベルを数ヶ月続けた後のことなのだ。同じテストでシスタチンＣのレベルが普通だったから、腎臓にも障害がないということが確認できた。

１３。なぜ陽光だけでは足りないのか

サプリでビタミンD3を多量摂取するとして、日光に転換したらどれぐらいの量になるのだろう？ちょっと考えて、多量摂取する勇気を出してほしい。
進化的に見れば、人間というものは1日に10分だけ太陽に当たるという推測の元にできている動物だろうか？そんなアホなことがあるはずはない。人間というものは、進化論的にそう遠くない昔には赤道の近くに住んでいて、毎たっぷり日太陽に当たっていた。多分ほとんど裸だっただろうし。太陽に当たることで健康ホルモンが生産されるなら、最低でも1日に一時間は赤道近くの強い日光に当たるのが自然だろう。人類が北方へ移動するに連れて、進化は冬の日光不足を償うために（T3のような？）様々な戦略を立てなければならないだろう。僕らが日光不足から病気になってしまうことが多いということは、この過程がまだまだ終わっていないということだと思う。

14．正しい摂取量の決め方

このままD3不足からくる問題を無視して進化に任せておけば、これから1万年先には北方地域の住民もサプリを飲まずに健康的に暮らせるようになるだろう。でも僕は、進化を待つよりも、ビタミンD3を毎日2万5千〜3万IU飲む方がいい。この摂取量は赤道直下の日光なら30分と同じことである。これならそうキチガイな話には聞こえないでしょ？結果によっては、将来に摂取量をさらに増やすかもしれないし、減らすかもしれない。今のところは自分の適量がぴったりわからないし、体重・肌の色・体型・背景が違う他の人たちの適量もわからない。によって違うかもしれない。だから一番いいのは、ターゲットを決めて、定期的に血液検査を続けることだと思う。個人的には120ng/mLがいいと思う！（追記：ある最前線の研究者によると、不整脈を防ぐためにはD3の血液レベルを100ng/mL以下に維持するのがいいらしい。65歳を超えると不整脈のリスクが5％あるが、この新しい研究によると、ビタミンDレベルが120ng/mLを超える人ではこのリスクが12％に上がるという。でも、僕は怖くない！大きな血液検査センターの担当をやっている知り合いが、そんな相関性は見たことがないと言っているし。ただ、皆さんに全部話しておきたかった！また、LEF誌の記事によれば、魚油のサプリを毎日飲んでいれば不整脈のリスクを90％低めることができるそうだ。だから、ビタミンD3の多量摂取をするなら、同時にビタミンK2の摂取量を増やすだけではなく、魚油のサプリも飲んだ方がいいかもしれない。僕はMEGA EPA/DHA（オメガ3）のソフトゲルカプセル（8ドルで120個買える）を1日に6個飲むことにしている。）
D3のレベルが100〜120を超えると心房性細動のリスクが増えるという話でちょっと心配になってきたので、すこし調べてみた。血餅のリスクが高い人に処方されるワルファリンは、実はネズミ殺しの毒の一種で、ビタミンK1を抑制することで血餅を防ぐのだと知った。でも、同時に心房性細動の予防をしてくれるK2も抑制してしまう。だから、ワルファリンを摂取している人には心房性細動のリスクが高くなる。つまり、ワルファリンもD3の高レベルもK2を使い切ってしまうから、心房性細動につながるのだ！自分でこの実験をやってみたいという人にもう一回言っておこう。K2もちゃんと摂取すること！

15．ビタミンD3不足とガン

おもしろいことに、ビタミンD3不足は様々なガンにも関係があるらしい。
これはそうびっくりするに値しない。これまでに何度も読んだところでは、ガンというのは基本的に突然変異の病気ではない。体内の細胞には常に癌化が起こっているが、普通は免疫の力で破壊されてしまうので病気にまで発展しないのだ。ということは、ガンというのはただの免疫系統の病気である。体の免疫がガン細胞を細胞の信号を認識できなくなると問題が生じる。もしかしたら、ビタミンD3不足の体は「飢饉モード」になっているから、再生できない数の細胞を殺したくないのかもしれない。ビタミンD3がものすごく免疫をアップしてくれるということを考えると、D3不足が様々なガン、もしかしたら全てのガンを引き起こすと言ってもおかしくないと思う。

自食作用

この仮説を裏付けるような科学記事を読んだ：D3には体内の自食作用の過程を強める効果があるらしい。自食作用というのは、細胞が自分を「食べてしまう」という現象で、体内の不完全な細胞・細胞小器官・組織が破壊されて修理される過程に必要なのだ。だから、ビタミンD3はガンを防ぐためにとても重要なものだとも言える。

１６。人間の冬眠現象に関する新説

進化はなぜ糖尿病やメタボリックシンドロームを起こすか。そして、関連する高血糖・インスリン抵抗性・高血圧・高コレステロールにどんな進化理論的な目的があるか。

糖尿病：

この本を最初に書き終えた時点で、糖尿病やメタボリックシンドロームがどうやって全部につながるという説明がまだまだ不完全のような気がした。肥満・メタボリックシンドローム・２型糖尿病は同時に起こることが非常に多いから、肥満がただ冬の飢饉の準備の一つなら、糖尿病やメタボリックシンドロームにもきっとなにか進化論的な理由があると思うのだ。
１型糖尿病のことも視野に入れておこう。これは典型的に子供の病気で、体の免疫が膵臓内のインスリン生産細胞を破壊してしまうことから起こる。２０１２年２月のScientific Americanの記事によると、１型糖尿病の発生率は、肥満や各種の現代病と同じように、世界中で急激に増えているそうだ。原因がわからないので、研究者によってはウィルスや感染症によって引き起こされる病気だという仮説まで出している。（多分、日光不足のせいだろうけど。）糖尿病が１型でも２型でも高血糖という最終結果は同じことだ。
そこで血糖値についていろいろ考え始めた。血糖値が上がるのが、何の役に立つだろう？そしてとうとう分かった！かわいそうだけど、ビーグル犬を仮死状態に落としてから、再生させようとする実験のことを思い出した。まず、体細胞に氷結損害がないようにグリセロールをを血液に加えてから、体温を０度ぐらいに下げた。こうすると体液の氷点が劇的に下がるので、氷結晶による損害が防げるのだ。将来、再生技術が完成するときのために、極低温保存を希望する人たちの体にも同じことをやるのだということも思い出した。（僕は再生を信じていないけど。）

そうか！血液内のグルコースレベルを高めれば、体組織の氷結損害を防ぐことができるかもしれない！血糖値を上げることで、血液の氷点・結晶点を下げるのだ！
そこで冬眠中の動物の体についてちょっとリサーチをしてみた。そしたらやっぱり！カエルなどの両生類や昆虫は皆体をグルコースなどの合成物質で満たすから、こちんこちんに凍ってしまっても、雪解けが来れば生き返ることができるのだ！車に使う凍結防止剤（エチレン・グリコール）は甘いので、猫や犬がよく舐めてしまうから危険だということも思い出した。テレビの番組の「実際に起こった犯罪」でもよく甘い飲み物に凍結防止剤を加えて結婚相手や看護婦を殺す話が出てくる！
それで冬眠中の熊のことも調べてみた。最初に見つけたのは僕の仮説に反するような情報だった：冬眠中の熊の血糖値はそう急に上がることはない。しかし、冬眠中の熊がちょっとでも食べ物を口にすれば、血糖値が急上昇して、通常のレベルに戻るのに普段の４倍時間をかかるという論文も見つけた。これは面白い！
糖尿病で一番よくやられてしまう体の部分を考えてみると、つながりが見えてくる。足（切断につながることご多い）・目（失明につながることが多い）・腎臓（腎機能不全につながることが多い）がまずやられる。もしかしたら、これらの器官は体内で一番氷結に弱いのはないだろうか。足は最初に凍傷になる部分だし、循環が遅くて液体が詰まっている目も氷結しやすいはずだ！腎臓もまだ廃棄されていない尿がたまるから凍ってしまうリスクが高い。もしかしたら、進化は、気温が急に下がった場合に氷結の損害を防ぐために足・目・腎臓などにグルコースを濃縮する方法を見つけているかもしれない。
他に氷結に弱い体の部分というと、もちろん耳と指が浮かんでくる。ちょっと調べてみたら、糖尿病患者で指を切断することは多いらしい。そして他には出ていなかったが、糖尿病の子供の両親用のウェブサイトで子供の耳が赤くなって腫れてしまうことがよくあるという会談も読んだ！
体のどの部分が氷結によって一番損害されてしまうかということも調べてみたら、もちろん足・手・耳・角膜は出てきたけれど、腎臓についてはあまり見つけられなかった。しかし、もう少し調べてみたら、犬を助けるために真冬の池に飛び込んで長いこと低温の水に浸かっていたために、ひどい低体温症になってしまった男性の話を見つけた。三日後、医者が彼は完治したと思ったところで、腎機能不全になってしまったそうだ！これには何かある。
最後に、とても寒いところに住んでいるエスキモー族は、２型糖尿病やメタボリックシンドロームに比較的に弱いに違いないという仮説を追ってみたら、正しかった。
これで、２型糖尿病（多分１型も）やメタボリックシンドロームというのは進化が冷凍による組織や器官の損害を防ぐために発達した手段だということが言えると思う。ただ、一時的に保護をあたえてくれるものが長い間続くと、弱い器官のなかにある過剰な糖分が病気を引き押してしまう。
　（ちなみに、冬眠中の熊はタンパク質や炭水化物の代わりに体脂肪を分解して生きているから、普段より血液中のコレステロール・トリグリセリドのレベルが２倍くらいある。もしかしたら、コレステロールにも血液を凍結しにくくする効果があるのかもしれない。）
さて、これで２型糖尿病やメタボリックシンドロームの治療にすこしでも近づいたのだろうか？もしかしたら、風呂やサウナで体温を上げれば、体を騙して、もう冬ではない

から血糖値を元に戻してもいいと思わせることができるかもしれない。しかし、一番いいのは減量して、ビタミンＤ３・日光浴・日焼けマシーンなどで体に冬眠は終わったと思い込ませることだ。これに毎日の運動を足せば、もっといいだろう。医者たちもずっと２型糖尿病やメタボリックシンドロームの治療法として減量や運動を指導しているから、特に新しい話ではない。ただ、ビタミンＤ３多量摂取も同時にやることで食欲を抑えることができるから、減量がより簡単になるかもしれない。ビタミンＤ３の摂取を上げることだけによって２型糖尿病やメタボリックシンドロームがある程度よくなったという研究もあるし、Ｄ３の多量摂取を始めて６ヶ月ぐらいしたら、糖尿病の薬を減らすことができたという読者も何人かいる。

でも、ちょっと待てよ？この仮説に高血圧はどう関係があるのだろう？高圧下の液体の氷点は低くなるかと思って、ちょっと調べてみたら、残念ながら違うのだ。実は高圧下の液体の分子は密集しているので氷点がすこし高くなるらしい。諦めようと思うぎりぎりで、例外を見つけた。「水の場合は違う。凍ると量が増えるのだが、膨張を許さないように圧力をかければ氷点がある程度下がる」のだそうだ。なので、血圧が上がる現象も古代から進化してきた抗氷結機構の一つだと言えるだろう。一件落着！

（追記：物理学の天才の高校生がドイツからメールで言ってきた説明では、水の氷点を下げるにはものすごい高圧（普通の気圧の五十倍）が必要らしい。だから、人間の血圧の範囲では当てはまらないという。でも、僕は納得できなかった。コカコーラの瓶をしばらく冷凍庫に入れておいてから開けると中の液体が一瞬でスラッシュになるという現象を思いだした。もうすこし調べてみると、人間の血液のように炭酸を含む液体に圧力をかけることでもっと多量の炭酸を溶かし込むことができる。そうすると、氷点を普通の０度から-6.6度まで下げることもできる。だから、開けていないコーラの瓶を-6度に冷やしても氷にはならないのに、ふたを開けると同時に炭酸が逃げてしまって液体の氷点が上がるから、すぐに凍り始めてしまうのだ。こうやって水や血液の氷点を上げたり下げたりできるのはサバイバルにとても重要だ。真冬に長期間外にいなければならない場合なら、これで命が救われるかもしれない。）

もう一つ言っておきたいことがある。最近ラジオで聞いたのだけど、僕の住んでいる地域では冬に道路に撒く塩に砂糖大根（ビート）の汁を加えているらしい。ビートの汁は、糖分いっぱいだ。塩と同じことではないか！塩は水の氷点を下げるので、氷浴に加えることが多い。そして、塩の飽和水溶液の氷点は-２１度だ。医者は特に高血圧の人は塩分の摂取に気をつけろと言うことが多いが、実は、これは間違った仮定に基づいている。塩分をたくさん摂取すると高血圧になるということは証明されていない。そうではなくて、体内のＤ３レベルが低いと体が寒い時期が来ると思って塩分を欲しがるから塩辛いものをたくさん食べてしまうということだ。塩は高血圧を引き起こさない。塩と高血圧が一緒に働いて、体組織の氷結損害を防ぐのだ。塩を渇望する人は、ビタミンＤ３不足であることが普通らしい。２型糖尿病やメタボリックシンドロームをまとめて「人体不凍剤現象」という新しい名前で呼んでもいいかもしれない。

最後にもう一つ。食材に含まれるビタミンＫ２のレベルにはかなり多様性がある。草食動物の体内のＫ２レベルは夏と冬で相当違うので、肉食をしているなら季節的に摂取量が変わってくる。これに対して、秋・冬・早春にはＫ２のレベルはかなり下がるのだ。オ

ーガニックのお店で「グラスフェッド」の肉•バター•牛乳などを健康食として売っているのは、とうもろこしの餌を食べている動物は草食の動物と違ってK２を全然生産しないからだ。オーガニックの店のグラスフェッドバターを見ると、夏の間に作られたということが書いてあるものが多い。夏にはK２が一番豊富だから、冬に作られたバターよりも夏に作られたバターの方が色が濃くてオレンジっぽい。
これが「人間の不凍剤現象」にどう関係があるかというと、ビタミンK２の季節的な変化に従って進化してきたヒトはK２の少ない冬にはカルシウムを軟体組織に蓄えて、K２が多い夏には骨を形成するだろう。現在では石灰化された血管というのはもちろんよくないものとして見られているが、石灰化された血管の氷点は低くなるかもしれないので、これは我々の祖先が冬の氷結の危険を避ける助けになっていたかもしれない。冬の間に血管や内臓に石灰化されていたカルシウムが、夏になってK２が高くなるとまた使われるようになったのだ。この仮説が正しいとすれば、K２の多量摂取セラピーによって動脈硬化や心臓病の症状を治療することができるのだろう。

新版の新情報：
ビタミンD３でテストステロンのレベルをあげることも可能かもしれない。
John Cannell先生の "The Athlete's Edge: Faster, Quicker, Stronger With Vitamin D"
（「選手のアドバンテージ：ビタミンDで力とスペードをアップする」）という本の宣伝を最近読んだ。Cannell先生によると、「この本は新開拓地を開く。集中的な研究を行って、様々な科学論文を英語に翻訳した上、Cannell先生は今まで東ヨーロッパのトレーナーたちにしか知られていなかった大きな秘密を説明する。６０～７０年代に「太陽灯セラピー」と呼ばれていた技術のおかげで、特に冬季•屋内スポーツの選手を優位に立たせることができた。陽光ホルモンであるビタミンDで筋粗大力•筋緊張•釣り合い•反応時間•持久力•免疫•一般な健康が改善することは、西側では最近まで知られていなかった。軍隊•オリンピック選手•一般スポーツ選手から高齢者までに役立つことは確かだ。この本は現在の栄養や健康の知識の向上に大きな貢献だ。最初から最後まで注意深く読んでください。」
Cannell先生のビタミンD３サプリの宣伝には「ビタミンDの様々な利益は研究者の発表がついていけないくらいどんどん発見されている。つい最近、テストステロンの維持に関する利益も発見された。ある画期的な実験では、テストステロン不足の男性が一年間毎日ビタミンD３を３千３３２IU摂取したらレベルが上がった。」と書いてある。
ビタミンD３を飲むことでテストステロンのレベルが上がるというのが本当なら、僕が最初に１日の摂取量を２万IUに増やした時の躁病の説明がつく。アマゾンでレビューを書いた人の中にはビタミンD３の多量摂取でバイアグラを飲んだように精力が高まったという人もいたらしい！
最後に、生涯低血糖病や性腺機能低下症（テストステロン不足）で悩んでいた２６歳の男性が一ヶ月ビタミンD３を多量摂取したら、テストステロンのレベルが劇的に上がったそうだ。巻末に彼の経験談をどうぞ読んでください。

１７。ビタミンK１とビタミンK２の違い

ビタミンD３に関してもう一つ興味深いことは、ビタミンK１とK２の違いである。LEFが最近出版した "Avoiding the Catastrophic Event" (「破局を避けよう」) という記事に簡略ににまとめてある。(この記事はJack Lalaneという人が、健康にいいことは全てやっていて３００歳まで生きると思われていたのに、９５歳で大動脈弁狭窄で死んでしまったという話について。) 致命的だったのは、JackがビタミンK２について無知だったことだ！もし知っていたら、９５歳なんて不老不死に比べればお茶の子さいさいだっただろう。

ビタミンK１というのは血液を凝固させる働きをする。緑色の植物から摂取したK１を体がK２に転換させるのだが、これはかなり効率が悪い過程だ。(ビタミンK１とK２は名前を変えた方がいいと思うほど違う。) 追記：アメリカのビタミンD会議のウェブサイトで最近読んだところでは、K１からK２の転換はそれほど難しくないらしい。

ビタミンK２の方はチーズ・卵の黄身・バター・チキン・サラミ・引き牛肉・納豆などから摂取できるが、これらの食品を大量に食べようとするよりもサプリを飲む方が確実かもしれない。

すでにビタミンD３を多量摂取するときにはビタミンK２も多量摂取した方がいいと書いた。僕が使った記事でも同じことを言っている。ただ、ビタミンD３の毒性による症状がビタミンK不足と一緒だという一方、K１とK２の区別が説明されてなかった。なぜビタミンD３の多量摂取と同時にビタミンK２も多量摂取しなければならないのかというと、D３の多量摂取で骨や関節が修理されるからときにmatrix gamma-carboxy glutamic acid (MGP) というカルシウムを調節するたんぱく質が必要になるからだ。カルボキシル化されているかされていないことでMGPは活性化を制限したり、促進したりする。あまりにカルボキシル化されていないなら、MGPによって骨は修理をせず、カルシウムを失ってしまうので、最終的に血管活が性化させてしまう。しかし、MGPは完全にカルボキシル化されていると、血管を脱灰して、カルシウムを修理のために骨に送る。これにK２が必要なのだ。大切なK２だから、かならず十分摂取しよう。さて、MGPはどうやってカルボキシル化されるのだろう？ここでK２が不可欠！K２摂取が足りないと、体が石灰化して死んでしまうかもしれない。骨や関節の修理中には、ビタミンD３がMGPをどんどん使ってしまうから、K２不足の危険が高くなる。だから、K２も飲めばD３多量摂取の利益だけを得ることができる。自分の体で人体実験をした僕はまだまだ元気に生きていて、こういうのだから間違いない。僕の場合はビタミンD３を１万IU摂取すると同時にlef.orgの "Super K" サプリも一錠（K１が１千mcg・MK４タイプのK２が１千mcg・MK７タイプのK２が２００mcg）飲んでいた。(MK７タイプのK２は納豆からも得られる。) 最近VitaspaceのMK４タイプビタミンK２に変えた。もっと安いし、このタイプのK２は心臓動悸を起こさないらしい。(これはよく起こる副作用なんだけど、後でまた説明する。)

１８。肥満

ネットで検索してみると、各州の肥満率を示すアメリカの地図が出てくる。北へ行けばいくほど、肥満率が高くなる傾向がある。南部の中心地のような大きな例外もあるけれども、それから各州の人口のアフリカ系アメリカ人の率を示す地図を見てみると、これ

は南部の州に黒人がたくさん住んでいるからと分かる。黒人の肌は白人の肌と比べて同じビタミンD3の量を生産するのに6〜30倍の日光を必要とする！
（読者からの情報もたくさんあるが、これは巻末で見てください。）
この本は紙版ではあまり変えないと思うが、電子ブックでは大体毎月ごとに新しい情報を加えるつもりだ。なので、最新のニュースを読みたい人は時々電子ブックの最新版を買っていただく方がいいかもしれない。

19。ビタミンK2の質

警告：アマゾンで読者が書いてくれたレビューを最近読んでいたら、K2を飲んでいる間に動悸を経験したという人が数人いたようだ。でも、一人の読者によると、インターネットで読んだ意見に従って、**Jarrow's**というブランドからLEFのK2に変えたら動悸が止まったそうだ。まだあっちこっちに製造面の問題があるようなので、今のところはLEFの商品を使うのが一番安全だろう。（節約したいなら、LEFの1/100の値段しかないVitaspaceのMK4タイプのK2を注文してもいい。www.takeD3.com に行けばVitaspaceの情報はのっている。）先の読者に言わせると：

　　この前のスレッドでもうお話したことだが、念のためにもう一度書いておく。鼓動が耳に聞こえてくるぐらいとてもひどい動悸で悩んでいた。医者がものすごく心配して、ジョギングをやめろと言って、心臓病の専門家に送られたくらいだった。それでも何も問題が見つからなかった。初めはビタミンK2の多量摂取と関係あるとは思っていなかったが、このサイトで質問を立てたら、不整脈で悩んでいるという女性から返事が来た。ビタミンK2の摂取をやめてから1週間で不整脈が消えたという話だった。
　　僕は納豆が骨や新血管系の健康をとてもよくサポートしてくれるということを読んでから、納豆から作られた**Jarrow's**のMK7タイプビタミンK2を飲み始めた。1日に一錠（90mcg）を飲んでいたが、ひどい不整脈や拍動性の耳鳴で悩み始めた。ビタミンKを完全にやめたら、病状は全部1週間内になくなった。MK4タイプのK2を使っているビタミンを探したら、LEFのSuper K with advanced K2 complexしかなかった。各ゲルカプセルにK1が1千mcg・MK4タイプのK2が1千mcg・MK7タイプのK2が100mg入っている。MK7タイプが前よりすこし多いから、飲み始めたら病状が戻るだろうと思ったが、びっくりしたことには、不整脈や耳鳴は一度も経験しなかった！
　　これはどういうことだろう。同じような経験をした人が他にもいるに違いない。
　　イギリスに住んでいるので、米国から配達してもらうのは大変だ。次からはLynHさんが言うようにアマゾンを使ってみようかな。
　　このサイトでたくさんのアドバイスをもらった。ありがとう。そんじょそこらの医者より知識がある人が集まっている！

追記：ちょっと考えて、説明がついた。この後でカルシウム不足の病状について書くけれど、K2の多量摂取が度を超えるとカルシウムが血液や軟体組織から骨へ移動しすぎ

てしまってカルシウム不足の症状になる人も出てくる。でも、これは珍しい現象だし、簡単に防げることだ。

女性でのカルシウム不足の病状
２０１１年３月２８日
Lori Newell 著

カルシウムは健康な歯・心臓の正常な働き・筋肉の収縮・血管の収縮性など様々な機能に大切である。特に女性にとっては、骨を強くして骨粗鬆病を防ぐためにも重要である。カルシウムを含む食べ物はたくさんあるので、毎日のバランスのとれた食事で１日必要な摂取量（１千〜１千２００mg）を得ることはできるはずだ。体内のカルシウムのレベルが低くなりすぎると不足症状が起こるかもしれない。そういう時は医者に相談して、食生活の改善やサプリについて指導してもらった方がいい。

骨量減少

栄養補助食品局(Office of Dietary Supplements)によると、低カルシウム血症（hypocalcemia）と呼ばれるカルシウム不足状態は、初期の病状がないことが多いので、診断をすることが難しい。しかし、カルシウムが足りないと骨が脆くなるから、骨折しやすくなる。治療をしないと骨粗鬆病に発展してしまうこともある。ヒビが入って初めて骨が弱いと分かる人もいる。カルシウム不足・骨量減少・骨粗鬆病というのは全部病状なしのことがあるので、よほどの理由がない限り、４０歳を超えた女性は定期的に骨密度検査を行うように勧められている。加えて、通常の身体検査の時に血液検査でカルシウムレベルを調べてもらった方がいい。

しびれや筋痙攣

カルシウム不足を放っておくと、神経が信号を送る機能がやられてしまうことがある。Cleveland Clinicによると、全身的または端末的（指・足指・顔）な痺れや刺激感につながることもあるそうだ。特にこれらの端末部位の筋痙攣や麻痺で悩む患者もいる。パーキンソン氏病のような制御できない体の動きが出ることもあるかもしれない。これが長い間続くと、筋肉が凝って痛くなってしまうこともある。

不整脈

カルシウム不足の原因としては甲状腺疾患・腎臓病・カルシウムやビタミンDの消化を制限する腸の病気・アルコール中毒・カルシウムやビタミンDの摂取不足になるような食生活などが考えられる。American Academy of Family Physicians （アメリカ家庭医学会）によれば、ひどいカルシウム不足は不整脈や激しい動悸につながることがあり、これが失神やめまいと同時に起こることもある。低血圧や高血圧になることもある。呼吸困難を経験する人もたまにいる。

発作や昏睡

脳の機能にもカルシウムが必要なので、不足すると過労・困惑・精神病につながることもある。低カルシウム症状をちゃんと治療しないと発作・けいれん・昏睡を起こしてしまう

こともあるので、致命的になる可能性がある。こういう状態になったら、入院して静脈注射でカルシウムを補給してもらうしかないのだ。

関節炎の痛み

関節炎で悩んでいる方に一つ言っておきたいのは、スーパーオキシドディムターゼ(Super oxide dismutaseまたはSOD)という体内に自然にできる抗酸化物質の摂取を加えると関節炎の痛みが劇的に改善するらしいということだ。LEFに出版された記事によると、関節炎で悩んでいた人々の多くがSODを2週間飲んだら杖が要らなくなったそうだ。SODはどこで買えるかって？もちろんLEFだ。実際、人工膝関節置換手術をする寸前だった僕の友達には劇的な効果があった。SODを４００ｍｇ、それからビタミンＤ３もすこし飲ませたら、一ヶ月内に杖が要らなくなって、苦もなく階段を駆け上がったり降りたりできるようになった。彼を待っていた外科医には残念だったかもしれないけどね。当時飼っていた関節炎持ちの老犬にも効果が出た。

もう一つの謎を解けた

何年も前にスキムミルクがなぜか前立腺ガンを起こすということを聞いたことがあるが、どうしても納得できなかった。スキムミルクも大好きだったから飲むことをやめなかった。それが、Kate Rhéaume-Bleue先生の "Vitamin K2 and the Calcium Paradox"（『ビタミンK2とカルシウムの逆説』）という本を読んで分かった。この説に間違いはないけれど、論理が逆なのだ。前立腺ガンがスキムミルクによって起こされるのではなくて、前立腺ガンを予防する乳脂肪の摂取が落ちるからだ！乳脂肪には前立腺ガンを防ぐビタミンK2が含まれている。

これでもう一つ謎が解けた。あちこちのウェブサイト、例えばMercola先生の素晴らしいサイトとか、に書いてあるが、Ｄ３のレベルが高すぎると前立腺ガンにつながる。理由ははっきりしている。K2のサプリを飲まずにビタミンＤ３のレベルをものすごく高くすると、体内のK2が使い果たされてしまうのだ。それでK2不足が前立腺ガンにつながるらしい。あーあ、今まで謎だったことがはっきりするというのはいい気分！

２０。長寿とビタミンＤ３

先日スコットランドの読者から面白い記事をもらった。Leiden Longevity Study（レイデンの長寿研究）に使われた３８０のオランダの家族を調べたところ、９０歳以上の人と親戚の血液検査をやったら、一番長生きの人の血液内のＤ３レベルが一番低かったのだ！驚くことには、ビタミンＤ３の自然な低レベルは遺伝子的な高齢抵抗性に関連しているらしい！

これは一体どういことだ？と僕は最初に思った。しかし、こういう変な情報には必ずなにか重要なことが隠れているのだ。それから、この研究は多分北方地域に住んでいる人を対象にしたものだということを思い出した。そして、太陽光線で簡単に日焼けできるかどうかという重要な変数は勘定にいれていなかったに違いない。僕の推測では、Ｄ３レベルが低い高齢者は進化の先取りをしていて、ビタミンＤ３不足と病気の関連に関しては例外的なのだろう。

それで閃いた。ビタミンD3そのものには利益がない。だけど、遺伝子発現や制御のために現時点の季節や日光について体に情報を伝える働きをしているのだ。人類が寒くて暗い高緯度地域へ移動すると、最初の植民者はD3不足で色々な病気になる。死んで遺伝子を伝達しないものも多い。しかし、生き残るものは少ない日光でD3を生産できるように進化していくので、最終的にD3を必要としない体になるのかもしれない。どうやって？ビタミンD3や日光がなくても大丈夫なように体内のD3受容体に他の形で刺激を与える機能を作ればいいのだ。この進化は現在の我々にも起こっているのだと思う。だから、これらのD3レベルが低くい長寿者たちはD3の必要を超越しているのだ。これは多分皆、肌がものすごく白くてすぐ真っ赤に焼けてしまうから日光をできるだけ避けるタイプだろう。だとすると、次の疑問は、普通に日焼けできるかどうかということが、ビタミンD3サプリの効果にも違いを起こすのだろうか？この研究からD3が健康によくないと思ってはいけない。これらの長寿者たちがD3のサプリを飲んでいたら、もっともっと長生きしたかもしれないのだから。

D3を必要としない動物はいるのだろうか？１００％地下に住んでいる裸出歯鼠がそうだ。裸出歯鼠というのは普通のネズミとほとんど同じ大きさで、普通のネズミの寿命が３年くらいなのに、D3なしで８年も生きることができる。もしかしたら北方の人類も裸出歯鼠みたいに日光もD3もなしで長生きする白化個体に最終的に進化していくのかもしれない。

ビタミンDとマグネシウム

面白いことに、僕に連絡をくれた人のなかにはビタミンD3の多量摂取自体ではあまり気分がよくならなかったという人が何人かいたが、マグネシウムも摂取し始めたら、具合がよくなって問題なく続いたそうだ。だから、D3セラピーで期待通りの効果が出ない方はマグネシウムを足した方がいいかもしれない。調べてみたら、ビタミンD3の多量摂取で不足になるのはビタミンK2だけではなく、マグネシウムのこともあるらしい。

追記：警告！ビタミンD3を多量摂取して、さきほどお話したMK7タイプのK2で苦労した人みたいに、動悸や血圧不安定の症状が出てしまう人もたまにいる。しかし、僕が相談を受けた人のほとんどはマグネシウムの多量摂取を数日間足して、その後維持レベルにしておいたら、こうした症状に悩まされることがなくなった。医者へ行ってマグネシウムレベルをチェックしてもらうということは滅多にしないけれど、大抵の人はマグネシウム不足なのだ。そしてこのマグネシウム不足から発生する病状の一つが不整脈なのだ。単にマグネシウムのサプリを飲めばいいところ、医者にやらせておくと、何千ドルもかかる検査や治療を受けさせられてしまうかもしれない！

人生が終わりかけている時に、後２年生きられるというボーナスをもらったと想像してみてください。この７３０日をどう過ごす？旅行？ボランティア活動？それとも単に家族と一緒の時間に使う？カルフォルニア州の陽光・栄養・健康研究所(Sunlight, Nutrition and Health Research Center)のW.B. Grant先生に言わせるとこれはただの夢ではない。先生の計算によると、血液内のビタミンD3レベルを２倍に高めれば、標準では寿命を２年間長くすることが可能らしい。

もちろん、これは現在のビタミンD3のレベルが低い（54ナノモル/Lまたは22 ng/mL）ということを仮定しているが、赤道の近くに住んでいるのでない限り、僕らは皆ビタミンD不足である。

この研究では、D3レベルが上がるにつれてリスクが落ちる病気を調べた。D3の血中レベルを110ナノモル/L（44ng/mL）ぐらいに上げれば、ガン・心臓病・伝染病・呼吸器疾患などの様々な病気のリスクが20％落ちるのだそうだ。これを標準化すると、寿命が2年伸びることになる。

21。最後に

すでにお話したNIHの論文の抄録をここに加えておこう。著者のWangさんは黄体形成ホルモン(LH)がアルツハイマーを起こすとまでは言っていないが、性腺刺激ホルモン(GNRH)作動薬で神経変性を治療することは可能であると主張している。これは、僕が1998年の論文で説明したように、GNRHがLHを制限するからだ。

この論文では現在のGNRH・LHとアルツハイマーの関係のデータや文献がとてもくわしく調査されている。もっと重要なことには、NIHのトップ神経科学者によって行われた、私企業と関係が全然ない研究だった。

性腺刺激ホルモン受容体系統と
老化・神経退廃の関係

Liyun Wang, Wayne Chadwick, Soo-Sung Park, Yu Zhou, Nathan Silver, Bronwen Martin, and Stuart Maudsley

Receptor Pharmacology Unit and Metabolism Unit
Laboratory of Clinical Investigation
National Institute on Aging, National Institutes of Health
Biomedical Research Center, 251 Bayview Boulevard, Baltimore MD 21224

抄録

視床下部・脳下垂体・生殖腺中枢のホルモン受容体は脳中で発現されている。老化関係の生殖ホルモン減退はこの中枢に不均衡を起こす。この中枢ホルモンの多くは神経退化の病態生理と関連している。性腺刺激ホルモン(GnRH)は中枢・抹消生殖機能の調節に重要な役を演じている。歴史的にはGnRHは下垂体ホルモンとして知られているが、下垂以外の抹消部分にも関係があるという仮説が最近強くなっている。GnRHリガンドや受容体は脳の様々な部分に存在して、学習・記憶・摂食行動などの高次機能をコントロールするものである。哺乳類ではGnRHの行動は細胞質カルボキシル末端部がないロドプシンのような特別なG蛋白質共役受容体の活性化に頼っている。他の体組織では様々な形で発現するが、同時に様々な伝達機能をコントロールするらしい。GnRH作動薬セラピー後の神経退廃疾患の減少はGnRHの中枢機能での役割を疫学的に裏付ける。この効果は脳でのGnRH行動によって直接起こされるとはこれまで考えられていなかったが、最近のデータによると、このリガンドは脳下垂体の外でも中枢行動をしているらしい。GnRHのリガンドが中枢

神経の病態生理をコントロールするという仮説を裏付ける証拠をここに要約した。

（下に続くのは、この論文に対する科学者たちの返事である。）

返事３：NIHの最新情報！新論文によると、アルツハイマーと高いLHのレベルに関係がある
B第二期の臨床実験ではリューブロリド酢酸塩という合成物質を調べている。DURECTという会社に特許開発された生体高分子インプラントであるが、生産社の話では、今まで前立腺癌•子宮内膜症•早発思春期などを治療するために使っていた量よりずっと高い薬量を供給する独自開発のものだ。

僕の考えるところでは、人間の病気の治療法を見つけるのに役立つ化学実験はもうすべて行われているだろう。これから必要なのは、PubMedにすでにあるデータベースをうまく使って治療を探すことだ。「Ｄ３不足は骨粗鬆症を起こす」で検索してみると、７９件しかヒットしない。しかも、全部が１９６７年の骨粗鬆症とＤ３についての研究からだ。この仮説を証拠立てるような記事は一つもない。リストをアップしてみよう：

"Annual high-dose vitamin D3 and mental well-being: randomised controlled trial." Sanders KM, Stuart AL, Williamson EJ, Jacka FN, Dodd S, Nicholson G, Berk M. Br J Psychiatry. 2011 May;198(5):357-64.

"[Atypical celiac disease in a patient with type 1 diabetes mellitus and Hashimoto's thyreoiditis]." Schreiber FS, Ziob T, Vieth M, Elsbernd H. Dtsch Med Wochenschr. 2011 Jan;136(3):82-5. Epub 2011 Jan 11. German.

"Cancer prevalence in osteoporotic women with low serum vitamin D levels." Veldhuis S, Wolbers F, Brouckaert O, Vermes I, Franke HR. Menopause. 2011 Mar;18(3):319-

"Loss of bone mineral density in renal transplantation recipients." Unal A, Kocyigit I, Sipahioglu MH, Tokgoz B, Kavuncuoglu F, Oymak O, Utas C. Transplant Proc. 2010 Nov;42(9):3550-3.

"[Vitamin D--an old vitamin in a new perspective]." Gröber U. Med Monatsschr Pharm. 2010 Oct;33(10):376-83. Review. German.

"Nursing home fractures: a challenge and a solution." Edlich RF, Mason SS, Swainston EM, Dahlstrom JJ, Gubler K, Long WB 3rd. J Environ Pathol Toxicol Oncol. 2010;29(1):7-11.

"Critical reappraisal of vitamin D deficiency." Audran M, Briot K. Joint Bone Spine. 2010 Mar;77(2):115-9. Epub 2010 Jan 25. Review.

"Vitamin D status and optimal supplementation in institutionalized adults with intellectual disability." Kilpinen-Loisa P, Arvio M, Ilvesmäki V, Mäkitie O.J. Intellect Disabil Res. 2009 Dec;53(12):1014-23. Epub .

"The effect of intramuscular vitamin D (cholecalciferol) on serum 25OH vitamin D levels in older female acute hospital admissions." Nugent C, Roche K, Wilson S, Fitzgibbon M, Griffin D, Nichaidhin N, Mulkerrin E. Ir J Med Sci. 2010 Mar;179(1):57-61. Epub 2009 Aug 28.

"The relation between osteoporosis and vitamin D levels and disease activity in ankylosing spondylitis." Mermerci Başkan B, Pekin Doğan Y, Sivas F, Bodur H, Ozoran K. Rheumatol Int. 2010 Jan;30(3):375-81. Epub 2009 Aug 14.

"The relationship among renal injury, changed activity of renal 1-alpha hydroxylase and bone loss in elderly rats with insulin resistance or Type 2 diabetes mellitus." Huang CQ, Ma GZ, Tao MD, Ma XL, Liu QX, Feng J.J Endocrinol Invest.

"Screening for celiac disease in patients with osteoporosis." Legroux-Gérot I, Leloire O, Blanckaert F, Tonnel F, Grardel B, Ducrocq JL, Cortet B. Joint Bone Spine. 2009 Mar;76(2):162-5. Epub 2009 Jan 29.

"Dietary calcium and vitamin D2 supplementation with enhanced Lentinula edodes improves osteoporosis-like symptoms and induces duodenal and renal active calcium transport gene expression in mice." Lee GS, Byun HS, Yoon KH, Lee JS, Choi KC, Jeung EB. Eur J Nutr. 2009 Mar;48(2):75-83. Epub 2008 Dec

"[Changes in mineral metabolism in stage 3, 4, and 5 chronic kidney disease (not on dialysis)]." Lorenzo Sellares V, Torregrosa V. Nefrologia. 2008;28 Suppl 3:67-

"Vitamin D: a rapid review." Moyad MA. Urol Nurs. 2008 Oct;28(5):343-9, 384; quiz 350.

"[Adequate level of vitamin D is essential for maintaining good health]." Tukaj C. Postepy Hig Med Dosw (Online). 2008 Oct 9;62:502-10. Review. Polish.

"Evaluation and correction of low vitamin D status." Binkley N, Krueger D. Curr Osteoporos Rep. 2008 Sep;6(3):95-9. Review.

"Vitamin D therapy." Geller JL, Adams JS. Curr Osteoporos Rep. 2008 Mar;6(1):5-11. Review.

"Vitamin D deficiency: a worldwide problem with health consequences." Holick MF, Chen TC. Am J Clin Nutr. 2008 Apr;87(4):1080S-6S. Review.

"Sunlight, UV-radiation, vitamin D and skin cancer: how much sunlight do we need?" Holick MF. Adv Exp Med Biol. 2008;624:1-15. Review.

"Vitamin D therapy in clinical practice. One dose does not fit all." Ryan PJ. Int J Clin Pract. 2007 Nov;61(11):1894-9.

"[Metabolic bone diseases]." Jakob F. Internist (Berl). 2007 Oct;48 (10):1101-17. German.

"Experimental osteoporosis induced by ovariectomy and vitamin D deficiency does not markedly affect fracture healing in rats." Melhus G, Solberg LB, Dimmen S, Madsen JE, Nordsletten L, Reinholt FP. Acta Orthop. 2007 Jun;78(3): 393-403.

"[Vitamin D forming effectiveness of ultraviolet radiation from sunlight in different months in Budapest, Hungary]." Bakos J, Mikó P. Orv Hetil. 2007 Feb 18;148(7):319-25. Hungarian.

"The effect of cholecalciferol (vitamin D3) on the risk of fall and fracture: a meta-analysis." Jackson C, Gaugris S, Sen SS, Hosking D. QJM. 2007 Apr;100(4):185-92. Epub 2007 Feb 17. Review.

"Vitamin D deficiency in residents of academic long-term care facilities despite having been prescribed vitamin D." Hamid Z, Riggs A, Spencer T, Redman C, Bodenner D. J Am Med Dir Assoc. 2007 Feb;8(2):71-5. Epub 2006 Oct 27.

"Vitamin D status in patients with osteopenia or osteoporosis--an audit of an endocrine clinic." Kocjan T, Tan TM, Conway GS, Prelevic G. Int J Vitam Nutr Res. 2006 Sep;76(5):307-13.

"The effect of outfitting style on bone mineral density." Güler T, Sivas F, Başkan BM, Günesen O, Alemdaroğlu E, Ozoran K. Rheumatol Int. 2007 Jun;27(8):723-7. Epub 2007 Jan 16.

"Duodenal calcium absorption in dexamethasone-treated mice: functional and molecular aspects." Van Cromphaut SJ, Stockmans I, Torrekens S, Van Herck E, Carmeliet G, Bouillon R. Arch Biochem Biophys. 2007 Apr 15;460(2):300-5. Epub 2006 Dec 12.

"Vitamin D deficiency: A global perspective." Bandeira F, Griz L, Dreyer P, Eufrazino C, Bandeira C, Freese E. Arq Bras Endocrinol Metabol. 2006 Aug;50(4):640-6.

"The problem of low levels of vitamin D and osteoporosis: use of combination therapy with alendronic acid and colecalciferol (vitamin D3)." Epstein S. Drugs Aging. 2006;23(8):617-25.

"The role of vitamin D for bone health and fracture prevention." Holick MF. Curr Osteoporos Rep. 2006 Sep;4(3):96-102. Review.

"[Role of estrogen in aging and aging-related diseases]." Inoue S. Seikagaku. 2006 Mar;78(3):257-61. Review. Japanese. No abstract available.

"Vitamin D physiology." Lips P. Prog Biophys Mol Biol. 2006 Sep;92(1):4-8. Epub 2006 Feb 28.

"NFkappaB decoy oligodeoxynucleotides ameliorates osteoporosis through inhibition of activation and differentiation of osteoclasts." Shimizu H, Nakagami H, Tsukamoto I, Morita S, Kunugiza Y, Tomita T, Yoshikawa H, Kaneda Y, Ogihara T, Morishita R. Gene Ther. 2006 Jun;13(12):933-41. Epub 2006 Mar 2.

"Association of 1.25 vitamin D3 deficiency, disease activity and low bone mass in ankylosing spondylitis." Lange U, Teichmann J, Strunk J, Müller-Ladner U, Schmidt KL. Osteoporos Int. 2005 Dec;16(12):1999-2004. Epub 2005 Sep 20.

"Peripheral genotype-phenotype correlations in Asian Indians with type 2 diabetes mellitus." Rao PV, Lu X, Pattee P, Turner M, Nandgaonkar S, Paturi BT, Roberts CT Jr, Nagalla SR. J Assoc Physicians India. 2005 Jun;53:521-6.

"[Effect of combination treatment with estrogen and vitamin D3 on postmenopausal bone loss]." Mizunuma H. Clin Calcium. 2002 Jul;12(7):944-8. Japanese.

"[Vitamin D deficiency as one of the causes of bone changes in chronic pancreatitis]." Payer J, Killinger Z, Aleryany S, Kratochvíl'ová M, Ondrejka P. Vnitr Lek. 1999 May;45(5):281-3. Slovak.

"[A pilot study of vitamin D in psychogeriatric patients: 82% is (severely) deficient]." Veeninga AT, Wielders JP, Oosterink J. Tijdschr Gerontol Geriatr. 2004 Oct;35(5):203-6. Dutch. Erratum in: Tijdschr Gerontol Geriatr. 2005 Apr;36(1):42. Dosage error in article text.

"Functional indices of vitamin D status and ramifications of vitamin D deficiency." Heaney RP. Am J Clin Nutr. 2004 Dec;80 (6 Suppl):1706S-9S. Review.

"Sunlight and vitamin D for bone health and prevention of autoimmune diseases, cancers, and cardiovascular disease." Holick MF. Am J Clin Nutr. 2004 Dec;80(6 Suppl):1678S-88S. Review.

"[Insufficient calcium and vitamin D3. Malnutrition as fracture risk factor]." [No authors listed] MMW Fortschr Med. 2003 Oct 9;145(41):49. German. No abstract available.

"The frequency of vitamin D deficiency in adults with Crohn's disease." Siffledeen JS, Siminoski K, Steinhart H, Greenberg G, Fedorak RN. Can J Gastroenterol. 2003 Aug;17(8):473-8.

"Predominant factors associated with bone loss in liver transplant patients - after prolonged post-transplantation period." Segal E, Baruch Y, Kramsky R, Raz B, Tamir A, Ish-Shalom S. Clin Transplant. 2003 Feb;17(1):13-9.

"Vitamin D3 metabolism in dogs." Hazewinkel HA, Tryfonidou MA. Mol Cell Endocrinol. 2002 Nov 29;197(1-2):23-33.

"Hepatic osteodystrophy in chronic cholestasis: evidence for a multifactorial etiology." Klein GL, Soriano H, Shulman RJ, Levy M, Jones G, Langman CB. Pediatr Transplant. 2002 Apr;6(2):136-40.

"Vitamin D status, parathyroid hormone and bone mineral density in patients with inflammatory bowel disease." Jahnsen J, Falch JA, Mowinckel P, Aadland Scand J. Gastroenterol. 2002 Feb;37(2):192-9.

"Vitamin D deficiency and secondary hyperparathyroidism in the elderly: consequences for bone loss and fractures and therapeutic implications." Lips P. Endocr Rev. 2001 Aug;22(4):477-501. Review.

"1alpha-hydroxyvitamin D2 is less toxic but not bone selective relative to 1alpha-hydroxyvitamin D3 in ovariectomized rats." Weber K, Goldberg M, Stangassinger M, Erben RG. J Bone Miner Res. 2001 Apr;16(4):639-51.

"Low vitamin D levels in outpatient postmenopausal women from a rheumatology clinic in Madrid, Spain: their relationship with bone mineral density." Aguado P, del Campo MT, Garcés MV, González-Casaús ML, Bernad M, Gijón-Baños J, Martín Mola E, Torrijos A, Martínez ME. Osteoporos Int. 2000;11(9):739-44.

"[Vitamin D deficiency in hospitalized patients]." Killinger Z, Payer J Jr, Sládeková K, Kratochví'lová M, Ondrejka P. Vnitr Lek. 1999 Aug;45(8):473-5. Slovak.

"A multidisciplinary renal clinic for corticosteroid-induced bone disease." Joy MS, Neyhart CD, Dooley MA. Pharmacotherapy. 2000 Feb;20(2):206-16.

"Relative and combined effects of ethanol and protein deficiency on bone histology and mineral metabolism." Molina-Perez M, Gonzalez-Reimers E, Santolaria-Fernandez F, Martinez-Riera A, Rodriguez-Moreno F, Rodriguez-Rodriguez E, Milena-Abril A, Velasco-Vazquez J. Alcohol. 2000 Jan;20(1):1-8.

"Abnormal bone and calcium metabolism in patients after stroke." Sato Y. Arch Phys Med Rehabil. 2000 Jan;81(1):117-21. Review.

"1,25-Dihydroxyvitamin D3 in the pathogenesis and treatment of osteoporosis." DeLuca HF. Osteoporos Int. 1997;7 Suppl 3:S24-9. No abstract available.

"The effect of season and latitude on in vitro vitamin D formation by sunlight in South Africa." Pettifor JM, Moodley GP, Hough FS, Koch H, Chen T, Lu Z, Holick MF. S Afr Med J. 1996 Oct;86(10):1270-2.

"Vitamin D and bone health." Holick MF. J Nutr. 1996 Apr;126(4 Suppl):1159S-64S. Review.

"[Involutional osteoporosis--etiopathogenesis and treatment]." Skalska A, Kocemba J. Folia Med Cracov. 1996;37(1-2):15-28. Review. Polish.

"[Secondary hyperparathyroidism and tertiary hyperparathyroidism chronic renal failure, uremia]." Morio K, Koide K. Nippon Rinsho. 1995 Apr;53(4):958-64. Review. Japanese.

"[Therapeutic concepts in the treatment of postmenopausal osteoporosis]." Leidig-Bruckner G, Ziegler R. Ther Umsch. 1994 Nov;51(11):737-47. German.

"[Clinical applications expected in the future—osteoporosis]." Fujita T. Nippon Rinsho. 1993 Apr;51(4):1004-10. Review. Japanese.

"Vitamin D in bone formation." Seino Y, Ishizuka S, Shima M, Tanaka H. Osteoporos Int. 1993;3 Suppl 1:196-8. No abstract available.

"Osteocalcin and its message: relationship to bone histology in magnesium-deprived rats." Carpenter TO, Mackowiak SJ, Troiano N, Gundberg CM. Am J Physiol. 1992 Jul;263(1 Pt 1):E107-14.

"Different forms of alkaline phosphatase in adult rat femur. Effect of a vitamin D3-deficient diet and of a sorbitol-enriched diet." Tardivel S, Banide H, Porembska Z, Aymard P, Dupuis Y, Lacour B. Calcif Tissue Int. 1992 May;50(5):433-8.

"Is there a role for vitamin D in osteoporosis?" Lamberg-Allardt C. Calcif Tissue Int. 1991;49 Suppl:S46-9. Review.

"Effects of vitamin D2 analogs on calcium metabolism in vitamin D-deficient rats and in MC3T3-E1 osteoblastic cells." Sato F, Ouchi Y, Okamoto Y, Kaneki M, Nakamura T, Ikekawa N, Orimo H. Res Exp Med (Berl). 1991;191(4):235-42.

"Proliferation of tartrate-resistant acid phosphatase positive multinucleate cells in ovariectomized animals." Kalu DN. Proc Soc Exp Biol Med. 1990 Oct;195(1):70-4.

"Studies of osteoporosis in Japan." Fujita T. Metabolism. 1990 Apr;39(4 Suppl 1):39-42.

"Cytokines and osteoporosis." Fujita T, Matsui T, Nakao Y, Shiozawa S, Imai Y. Ann N Y Acad Sci. 1990;587:371-5. Review.

"Abnormalities in parathyroid hormone secretion and 1,25-dihydroxyvitamin D3 formation in women with osteoporosis." Franz KB. N Engl J Med. 1989 Jun 22;320(25):1697-8. No abstract available.

"Reversible bone loss in women treated with GnRH-agonists for endometriosis and uterine leiomyoma." Waibel-Treber S, Minne HW, Scharla SH, Bremen T, Ziegler R, Leyendecker G. Hum Reprod. 1989 May;4(4):384-8.

"[Osteoporosis as a cause of pathologic fracture]." Minne HW. Langenbecks Arch Chir Suppl II Verh Dtsch Ges Chir. 1989:493-502. Review. German.

"Proximal femoral fractures." Hofeldt F. Clin Orthop Relat Res. 1987 May;(218):12-8. Review.

"[Evaluation of the effects of anabolic steroids, calcitonin and 25-hydroxycholecalciferol on the spongy bone of rats]." M, Cantatore FP, Pallante R, Lo Sasso F, D'Amore M, Pipitone V. Rev Rhum Mal Osteoartic. 1985 Jan;52(1):17-9. French.

"1 alpha-Hydroxycholecalciferol and calcium deficiency osteoporosis in adult rats." Lindholm TS. Scand J Rheumatol. 1979;8(4):257-63.

"Effect of vitamin D in fluoride-treated rats." Chapman SK, Malagodi MH, Thomas WC Jr. Clin Orthop Relat Res. 1978 Jan-Feb;(130):289-96.

"The effect of 1alpha-hydroxyvitamin D3 with and without oestrogens on calcium balance in post-menopausal women." Marshall DH, Nordin BE. Clin Endocrinol (Oxf). 1977 Dec;7 Suppl:159s-168s.

"Postmenopausal osteoporosis: the effect of parathormone and large dose vitamin D3 on the serum calcium level in sex hormone deficient rats." Holló I, Boross M, Steczek K, Szücs J. Acta Med Acad Sci Hung. 1975;32(3-4):255-9.

　　記事：ビタミンD多量摂取のおかしくて頭に来る歴史と将来の可能性
４．６億年前に太陽系が生まれたのは、爆発した星の残した巨大な埃の雲が固まり始めた時だった。回転している雲の中に大きな塊ができ、それが時間をかけて凝縮されて完璧な球になった。重力のおかげで他の物質をどんどん引き寄せて、とうとう燃え始めた

時、光と熱だけではなく、紫外線など様々な宇宙線を放出し始めたのだ。だから我々の太陽は可視光線と見えない紫外線を伴って生まれて来た。

新しくできた太陽には複数の環があって、それがあちこち衝突している間に、小さな球になって、惑星が生まれた。惑星の核は溶解状態だったが、太陽ほどの重力も物質もなかったので星になれず、燃え出さないまま冷たい固体になってしまった。この惑星の一つが地球で、隣にもう一つテイアー（Theia）と呼ばれる惑星があった。

地球は太陽の回りを年軌道で回りながら自転し始めた。最初は完璧な円軌道で垂直に自転していたから、季節というものはなかった。赤道の上でも両極でも、地球上どこでも昼と夜の長さは全く同じだった。日光の強さが両極に近づくにつれて弱まるという変化があっただけだ。そのままだったら、今でも地球上どこにいても明るい日中が１２時間そして暗い夜が１２時間という繰り返しになる。でも、こんな完璧な状態が永遠に続くわけはなかった。

次に起こったことについては様々な常識的な仮説があるが、僕が一番気に入っているのはこうだ。テイアーというのはギリシア神話の月の女神セレナのお母さんの名前だが、惑星のテイアーは珍しくほとんど１００％鉄分でできていたのだ。なぜか他の惑星のように完璧な円軌道で回らず、蛇行していたのである日、地球と衝突してしまった。なんてこった！

この衝突でテイアーの鉄分がほとんど溶けて地球の核になったので、宇宙線を遮る磁界が生み出された。同時にオゾン層ができたので、地球は過剰な紫外線から守られるようになった。

この衝突のせいで、地球の自転軸がずれた。テイアーも地球も爆発して一つの巨大な火の玉になってしまい、新しい小さな惑星になるだけの物質が吹き飛ばされた。だいたい新しい地球の５０分の１の量である。これが、地球から３８万６千キロ離れたところで地球の重力で止められてしまって、我々の月になったのだが、完璧に丸い球に凝縮するまでは何千年もかかった。月は地球の質量の５０分の１しかないが、驚くことには直径が地球の４分の１ある。

地球から放りだされた物質からできたので、月の軌道は最初から地球の自転と同じリズムだった。だから、地球上からは回っていないように見える。だから、僕らには月の片面しか見えないということにもなるのだ。

しかし、一番重要なポイントは、テイアーが地球にななめに衝突したおかげで、それまでに完全に垂直だった地球の自転軸が２４度傾いてしまったことだった。それ以来、地球には季節というものがあって、赤道から遠ざかるにつれて、極端になるのだ。この２４度のずれは、新しい月の重力で安定させられた。両極では季節の変化が一番極端で、冬には６ヶ月の暗闇、そして夏には６ヶ月の白昼夜、というパターンを繰り返す。月が地球の周りを回割っている限り、これは変わらない。

こうして月と季節が生まれてから、４０億年くらい前に、単細胞生物が出現してきた。地球にすでにあった物質が自己組織化して生命になったのか、遠い宇宙から彗星に乗って生命が地球にやってきたのか、それは誰も知らない。

なにせよ、地球上の生命は皆同じ、G・C・A・Tという四文字で表せる遺伝子言語を使っている。ダーウィンが言うように、人間を含む全ての生物は同じ単細胞の祖先から進化し

て来たのだ。１と０の二文字しか使わないコンピューター言語に比べてみれば、進化の情報管理力がものすごく賢いということが分かるだろう。

さて、１０億年先へ話しを進めよう。赤道の近くだったかどうかはわからないが、このころに最初の単細胞動物が現れ、世界中にすぐ広がっていった。大した生活をしていたわけではない。光合成で作った糖類・エネルギーを貯めて、どんどん繁殖して、新しい地域に広がっていったのだ。後に進化してきた多細胞生物はもっと生物らしい運動・捕食・交配・冬眠・移住などをするようになったが、ここで重要なのは、最初の光合成型単細胞生物からはじめて、地球の生物は皆季節への対処法を工夫しなければならなかったということだ。

地球に季節があるということがなんでそんなに重要だったかというと、赤道から遠ざかるほどに季節が極端になり、使える日光の量も撃滅したということだ。結果として、地球には激しい飢饉地域ができるようになった。そこでは毎年、全ての生命のエネルギーとなる光合成の停止によって６ヶ月間の飢饉が続くかもしれなかった。その上、進化がなんらかの対応をしない限り、全ての生命体がカチンカチンに凍ってしまうほど気温が下がってしまうこともあった。

全ての生命は最初から、物資が多くて心配する必要がない夏という季節がやってくるという事を体に伝えるのに同じ信号を使った。冬にはこの信号が消えて、寒くて飢える危険が高い季節だから巣にこもって待つ方がいいということを伝える。この信号となったのは太陽からの紫外線である。目には見えなくとも、皮膚や毛皮には簡単に感じられる。この信号は赤道から離れるほどに弱くなるし、冬が近づいて夜が長くなると薄れてしまうのだ。

進化は、冬の飢饉地域で生命体に何を求めているのだろう？全ての生物が活動をやめて、エネルギーの消耗を抑え、体温を保つ必要がある。そして、冬の食料難が来る前に太っておく必要がある。代謝機能もできるだけ抑えて、必要最低限の修理を行って、氷結を防ぐことに全力を注いで、豊かな夏が戻るのを待たなければならない。

どんな生命でも、この紫外線の信号に反応して、ビタミンＤというホルモンを生成するのだ。紫外線のレベルや量が低くなれば、ビタミンＤのレベルも下がる。だから、ビタミンＤというのは基本的に、生物のDNAがこれから先数ヶ月の環境を予報する道具なのだ。日によって紫外線のレベルが少々異なっても、数ヶ月間の平均値が信号の役目をする。

ここでまた４０億年先へ飛ぼう。どこに住んでいても、我々近代人類はこの規則をほとんど忘れてしまっている。スーパーでは夏の食べ物が一年中買えるし、暖冷房と暖かい洋服のおかげで、季節のことは気にしなくていい生活をしているから、現代人は冬季の飢饉や凍結の危険を完全に忘れてしまっている。でも、冬に外を歩く時に周りの木を見てもらえば、他の生物は忘れていないことが分かる。木は葉を落として冬眠するし、鳥やリスも冬眠したり南へ渡って、紫外線が戻ってくる春を待つのだ。この共通の危険信号を無視しているのは僕ら人間たちだけだ。

でも、現代よりちょっと前、類人猿が人間に進化し始めたころはどうだっただろう？僕らの祖先、アフリカの赤道あたりに住んでいた原人を見てみよう。農業の発達で文明が生まれるよりもっと前、原人は動物を追って移動する狩猟採集民の群に生きていたらしい。何千〜何１０万の小さな原人群が飢饉を避けるために動物を追ってあちこちさまよ

っていたのだろう。これが何１０万年～何１００万年も続く間には、北上したり、南下したりすることを繰り返していたことはは確かだ。ネアンデルタール人が消えてしまったの同じように、こうした原人群もほとんど絶滅してしまった。近代のヒトの系統樹には小枝しか残っていないが、我々の遺伝子に少しだけ入っている。（例えば、現代人の遺伝子の３％はネアンデルタール人との雑交から来ているらしい。）

放浪しながら生き残った少数の群は、一体どうやって生き延びたのだろう？６ヶ月間食料がない飢饉地域・ミニ氷河期・火山の噴火や隕石などで太陽が何ヶ月も隠されてしまう時期などをどうやって切り抜けたのだろう？

論理的に考えれば、冬期・飢饉時には冬眠みたいな状態になる機能を身につけたに違いない。熊の冬眠みたいに秋になってＤ３のレベルが７０％落ちると体重を７０％増やすまで食べ続け、それから４ヶ月間寝てしまうというわけではなかったかもしれない。でも、赤道から遠ざかるほどに増える病気や症状を考えてみれば、人間の祖先がどういうふうに冬眠していたかということが想像できる。

紫外線の減少で体内のビタミンＤ３のレベルが落ちて、体重を増やすために劇的に食欲が高くなる。人間は雑食だから、手に入るものならなんでもかんでも食べてしまう。十分に食べれば太ることができる。日が短くなっていくに連れて、群れ全体がものすごく疲れてきて、洞穴などに避難してこもってしまう。引きこもりたくない人間たちでも鬱・風邪・関節炎・MS・喘息・IBSなどのような症状に悩まされやすくなるから、あまり動けなくなる。太陽が戻って、紫外線の信号が再び強くなってくると、冬季の損害が修理され始まるから、また元気に感じるようになる。

最近の研究によると、人間のDNAの３％は人類がアフリカから外へ移住し始めたより、もっと前に北欧に住んでいたネアンデルタール人から来ているという。興味深いことには、このネアンデルタール遺伝子のほとんどが僕らの髪の毛や肌の色に関係あるらしい。ビタミンＤ３の多量摂取で治療できるらしい病気、例えばループスやクローン病、にも関係あるらしい。北欧人の白い肌やまっすぐな髪の毛は多分ネアンデルタール人からきたものだ。サハラ砂漠以南のアフリカ人にはネアンデルタール人の遺伝子が入っていない。

原人が進化で得たもう一つの機能は、ビタミンＤ３のレベルが低くなると、氷結損害を避けるために血糖値や血圧を上げることだった。血糖値を上げて体液の氷点を下げるというのは、両生類・爬虫類・昆虫類も使っている戦略だ。自動車用の不凍液だって、エチレングリコールという糖類を含む。水は凍ると拡大するから、血圧を上げれば血液の氷点をさらに下げることができる。現在我々が糖尿病・高血圧病・メタボリックシンドロームなどと呼んでいる症状は皆、痕跡生存機能に携わるＤ３が足りないということに強く関連している。

冬に洞穴などに避難しなかったか、体を氷結の危険にさらした者たちは絶滅してしまったに違いない。太陽光線と暖かさの劇減に対応できた個体しか生きのこらなかった。現在でも、色々な地域の原住民の肌の色を見ればこの過程が明らかだ。赤道近くに住んでいるものは日焼けや紫外線による損害を防ぐために濃い肌の色を持つように進化したが、同時に紫外線の夏を知らせる信号のほとんどをブロックしてしまうことになった。両極に向かって移動した者たちには、日光が弱かったからこの大切な信号も弱くなった。だから、色素で太陽の信号がブロックされないように白い肌になった。これで日光

が弱くても体は冬や飢饉が終わったということが分かるようになって、一年中黒い肌を
している必要がなくなった。赤道地域に残っていた個体は、季節がないので紫外線信号
を必要としなかったが、強い紫外線による損害を避けるために肌が黒いままだった。北
方から南方へ再移住してきた者の肌は再び黒くなってしまった。両極と赤道の中間に住
んでいる人々の肌色は折衷で茶色になった。こうやって我々の祖先である原人たちはほ
んの数百年前まで紫外線の重要性に気がつかないまま地球上を行ったり来たりしてい
た。つい最近までは冬季に紫外線不足のおかげで起こる病気は悪霊のせいと思われてい
た。

１６５０年になって、やっとD３と紫外線の秘密が解かれ始めた。１７世紀のイギリス
では産業革命のおかげで大量の石炭が燃やされていたので、日光が遮られて、室内にこ
もっていることが多い新生児や産婦のD３不足が急増した。あるイギリスの医者はこの
新しい病気を「くる病」と呼んだ。くる病は６ヶ月〜２歳の子供にいろいろな骨格劣化
を起こしたが、２歳ごろになって外で遊び始めると病状が安定することが知られてい
た。[1] 同時にもう一人の医者が妊婦のくる病による出産時の問題を取り上げた。１８
２４年には、ドイツの医者がそれまでずっと一般健康のために飲まれていた肝油がくる
病を治すのに有効であるということに気づいた。[2] それからやっと１９０６年にイギリ
スの生化学者が病気を防ぐために必要なビタミンというものを発見した。

同じころ、１９０１年に発明された水銀ランプが発する不思議な光線についてもいろい
ろ研究が行われていた。[3] きみ悪い緑がかった光だったが、実は紫外線をたくさん含ん
でいたのだ。その後、１９２０年代のイギリスとアメリカの研究者がくる病のネズミに
水銀ランプを照らすことで治療できるということを発見した。しかし、驚くことには、
ネズミを出した空っぽのかごに照射するだけでもくる病が治ったのだ！[4] この発見で水
銀ランプは「奇跡的健康ランプ」として飛ぶように売れ始めた。１９２０年代の「いん
ちき治療」の中には紫外線を発するものが多かった。今から見ると、これらはもちろん
完全に「いんちき」なのではなくて、ビタミンD３のサプリや肝油と同じようにある程
度の実益があるものだったのだろう。ネットで検索すればこういう面白いアンティーク
の「奇跡的光線マシーン」が見つけられることがある。

空っぽのかごに照射するだけでネズミのくる病が奇跡的に治るということを発見した研
究者はさぞ驚いたことだろう。水銀ランプの光線でかごの中の空気に変化が起こったと
思い始めた。そこで、ネズミをかごに戻す前に中を換気するという実験をしてみたら、
案の定ネズミのくる病は治らなかったのだ。[5] こういうことで、紫外線の照射が空気
の治療力を上げるのだ、だから病気というものは「悪い空気」から来るのだという考え
方が何年間も定着してしまった。肺結核の患者が西部の平原で「健康的」な風が入る
ようにあちこち穴を空けた「療養所」に送られていたのは、こういう理由からだ。皮肉な
ことに、今では、結核はD３不足によってひき起こされるものだと考えられている。

後になって分かったのだが、最初にネズミのかごを換気した助手は、おがくずが顔に飛
ばないように、換気する前にかごの中を綺麗にしてしまっていた。後から実験を繰り返
した時には、おがくずやその他の物質（糞便・皮脂など）をそのままにして換気だけし
たのだが、それでも空っぽのかごを紫外線で照射することでくる病が治せると分かっ
た。[6] これで研究たちは大騒ぎした！でも、次に行った実験でやっと真実を理解し始
めた。今回は空のかごを積み重ねた状態で照射したのだ。すると、照射されたかごのネ

ズミとその下に住んでいるネズミは治ったが、上に住んでいるネズミは治らなかった。
[7] そこでやっと、治療効果がある物質は重量があるものだと分かった。ビタミンD3の発見歴史ではほとんど忘れられているエピソードだが、僕はとても面白いと思う。１９２２年にとうとう室内で育てられた犬を使った実験が行われた時には、こういう背景が知られていた。その時には肝油に含まれているくる病を治す物質が発見されて、ビタミンDと名付けられた。（ビタミンA・B・Cはすでに発見されていたので、アルファベット順で次だった。）でも僕に言わせれば、最初にビタミンDを発見したのは、それより前にネズミのかごの実験を行った研究者だ！

犬の実験を行った研究者が発見したのは植物性のＤ２ではなく、動物性のＤ３だった。でも、１９２０年代に商業化されていたのは植物に紫外線を照射することで生産できるＤ２だった。１９２３年には、アメリカのウイスコンシン大学の生化学者Harry Steenbockが食べものなどの有機物に紫外線を照射することによってビタミンDのレベルを高めることができるということを実証した。ネズミの餌を紫外線照射すればくる病が治るということを発見したのもSteenbock先生だった。[8]

当時の大学研究では特許を申請することが滅多になかったが、Steenbock先生はこの食物のビタミンＤ２のレベルを高める方法で特許をとった。牛乳に一番よく使われている。彼がこの特許をWisconsin Alumini Research Fund (WARF)（ウィスコンシン州同窓会基金）に寄付したので、数年間に渡って何百万ドルの収入がWARFに入った。このおかげでWARFは優れた研究所になり、ワルファリンという、今でも使われている血溶薬の名祖にまでなった。１９４３年になって、Steenbock先生の過程は発明ではなく発見だったという理由から、この特許はとうとう連邦控訴裁判所に無効にされた。

牛乳・キノコなどのような様々な有機物質を紫外線で照射すると内蔵されている有機基質からビタミンDが生産される。人類に最初に知られたのはキノコに紫外線照射することで生産される植物性のＤ２だったので、キノコ・菌類という意味をするergotという言葉から、ビタミンＤ２がergocalciferol(エルゴカルシフェロール)と呼ばれるようになった。もっと後に発見されたcholecalciferolという動物性のＤ３の1/4～1/16ぐらいの有効性を持っている。

ビタミンＤ２やＤ３はもちろん本物のビタミンではなく、ホルモンの一種だから、動物は紫外線を皮膚や毛皮に当てて体内で生産することもできる。動物の場合は毛や羽に紫外線を当てることによってコレステロールの一種(7-デヒドロコレステロールまたは7-dehydrocholesterol)がＤ３に転換したものを毛繕いや羽繕いの際に舐めて摂取するが、ヒトではこれが皮膚で行われる。

Ｄ３というホルモンは体内の各細胞のDNAに情報を送るのだ。遺伝子に付いている小さなVitamin D Receptors（VDR：ビタミンD受容体）と呼ばれる受容体から１０００ぐらいの様々な遺伝子を制御する。でも、残念なことに、ビタミンとして名付けられてしまったので、この生命に不可欠なホルモンの重要性は今でもあまり知られていない。カルシウムの吸収を助けるという以外は、ビタミンDが本質的に良いとか悪いとか言えるものではない。他のホルモンと同様に、DNAに分子情報を伝えるだけのものである。ただし、この情報が伝わらなければ生命は続かない！さて、ビタミンＤ２やＤ３がDNAに伝達する大切な情報とは一体なんだろう？すでに説明したように、太陽光があるという情報だと思うが、これについては後でまた話そう。

ビタミンDの歴史に戻ると、有機物質を紫外線照射することでビタミンD2を多量に安すく生産する方法が発見されてから、１９２０年代のアメリカ庶民の間ではD2の摂取が急に流行り始めた。ホットドッグやビールまでが照射によるビタミンDで強化されていた！新聞には「奇跡的な陽光錠剤」の記事がよく出ていた。ある科学者によると、１９２０台の後期〜１９３０年代の前期のアメリカ人はビタミンD2を毎日平均２０mg摂取していたらしい。病人の数が劇的に減ったので、病院もどんどん空になってきて、医者・製薬会社・病院が皆破産しそうだった。[9]

このころ、比較的にもっと多い量のビタミンD摂取の犬を使った実験も行われていた。人間にして２０mg以上を摂取させると毒性が出るという報告もあったが、後になってこれはD2の生産過程で不純物が混ざったからだったということが分かり、新しい生産方法で純粋で安全なビタミンD2を作ることができた。（しかし、どんな物質でも非常に多量に摂取すると危険である。ある程度までは危なくないものでも最終的には毒になるので、自己人体実験をする時は注意しないといけない。）

ここで、医学業界がビタミンDの毒性というアイディアに執着してビタミンDを違法化しようとしたという説が考えられる。最初に薬量単位をmgから今日使われているIUに変えたので、２０mgが１００万IUというずっと怖いイメージの数になった。それから、7人の医学生に馬でも殺せる量のビタミンDを飲ませる実験が行われた。7人はもちろんものすごく体調を崩した。そこで実験をやめたら、皆治った。[10] この実験を証拠として医学界は製造業者や小売店にビタミンDの市場を閉鎖させてしまったのだ。アメリカの大衆からはもちろん非難の声が上がったから、１９２８年には政府がシカゴのイリノイ州大学にビタミンDの毒性についての研究を依頼した。このSteck report（ステック報告。ネット上でよく間違えてStreck reportとして書いてあるが）と呼ばれる9年間に渡る研究には、何百人もの医者と773人の被験者と63匹の犬が貢献した。[11] この研究によると、犬の場合、数年間続けて1日に体重1kgあたりにビタミンDを2万IU飲んでも大丈夫だった。（この量は体重が５０kgぐらいの普通の女性なら、１万IUにあたる。）人間の場合は1日２００万IUを7日〜5年の間与えても何の支障も出なかった。（それ以前の実験で毒性があるとされたのは、生産法が悪かったということで、新たなWhittier製造過程を使えばビタミンDの毒性が消えたのだそうだ。）研究者の一人は15日間３００万IUを摂取してみたが、全然不具合が出なかったそうだ。最後に、短時間の超多量摂取からくる毒性には、後遺症がないという結果がでた。結論として、ビタミンDの多量摂取セラピーが健康によくないと信じる人たちは、それを証明しなければならないということになる。１９３０〜１９４０年代にはビタミンD2の多量摂取が関節炎の治療に非常に役立つという研究もいくつかあった。[12] （ここで覚えておいてほしいのは、当時はビタミンD3ではなく、その1/4〜1/16の強度を持つD2が使われていたということだ。これをD3の数値に置き換えると、体重が４５kgの人なら5万〜25万は安全な1日の摂取量だということになる。血液検査を行わなずにこれ以上の摂取をすることはお勧めできない。そして、同時に適宜な量のK2を摂取することだ。僕の場合はD3の摂取量1万IUあたりにビタミンK2を１０００mcg摂取していた。この自己実験については後でまた詳しく説明する。）

米国医学会や製薬業界はこれらの研究やステック報告を完全に無視にして、「1日４００IU以上のビタミンD摂取は毒性になるかもしれない！」と言い続けている。４００IUなら、くる病を防ぐだけでもギリギリの量なのに…！

医学会・薬品業界の外にいる者の目には、医者・科学者や製薬会社が金儲けのために人間の病気を治療する可能性がこれほど大きいものを毒性と宣言してしまうということは道義に反する行動に映る。アメリカの医者のほとんどが使っている『ヒポクラテスの誓』に反するではないか。

とんでもない陰謀みたいに聞こえるかもしれないが、同じ１９３０年代にはアメリカ政府の保健省 (Department of Health)がタスカギー梅毒実験(Tuskegee Syphilis Project)を行ったということを考えれば、あり得ない話しではない。１９３２年に行われたこのプログラムでは、梅毒にかかった田舎の黒人男性を集めて、無料医療を支給すると騙して、１９７２年まで４０年間放っておいたのだ。医者たちの本当の目的は、梅毒を治療しないまま放置しておくと、どうなるか調べることだったから、１９４５年にペニシリンが大量製造され始めても、何も治療は行われなかった！政府は被験者にプラシーボを与え続けていただけだった。こんなことを簡単にやってのけた政府と製薬業界には、ビタミンDを市場に出さないことなんて簡単にできるだろう！

そういうことで、１９３０年代には、医学界と製薬業界がビタミンDの４００IU以上の摂取は危険だと宣伝していたのだ。でも同時に、ガンなどの病気を治療するために３つの新しい「奇跡薬 (Dalsol・Deltalin・Drisdol)」を製造し始めた。３つともビタミンD２が５万IU、そこに充填材を加えただけのものだった。４００IU以上のビタミンDは毒になると言い続ける一方、この「新しい薬」でによって、１９３０年代の不景気を切り抜けるだけの利益を上げたのだ。（ちょっと考えてみても、３０分の全身日光浴で体がビタミンD３を１万～２万IU生産するのだから、４００IUで毒性が出るはずがない。）[13]

１９４３年にビタミンDの特許が無効になってから、製薬業界はビタミンDを再びコントロールする努力を始めた。１９４４年にはニューヨーク州の司法長官Nathaniel Goldsteinがビタミンを薬剤と定義したので、合法的な薬局でしか買えなくなった。[14] でも、この採決はすぐに挑戦されて覆されたが、製薬会社がそう簡単に諦めるわけではなかった。１９５２年になって、Food and Drug Association（FDA：米国食品医薬品局）は無許可添加物を含む食品を違法にしようとしたが、これは成功しなかった。１９５７年には、FDAが「栄養不良の治療用のサプリ」（つまり、ビタミン類）の業者を起訴し始めて、「インチキ」と言う言葉も使い始めた。１９６０年になると、FDAはサプリに含まれる葉酸を０.４mg以下に制限したが、その後この量では足りないということが分かってきて、胎児の神経管奇形を防ぐために妊婦はもっと多く摂取するように勧められた。１９６６年には、FDAがまたビタミンD強化食品を規制して、食品業界をコントロールしようとした。[15] １９７３年には、ビタミンAやDの多量錠剤の販売を禁止したが、後になって、Linus Paulingというノーベル賞化学者の挑戦を受けた。１９７４年には、議会がFDAを制御しようと試みて、再びビタミンを薬剤ではなく食品として扱うようにさせた。１９７６年には、議院がFDAや製薬業界のビタミンの多量摂取サプリを非合法化する動きを止める法案を可決した。１９７７年には、FDAがとうとうビタミンの多量摂取サプリに医者の処方箋を必要とさせる試みを諦めた。でも、１９７９年には、また、ビタミンのいくつかを薬剤と分類しようとした。全面的な販売禁止への一歩

である。１９９２年には、テキサスの州保険検査官とFDAが州内のビタミン・健康食品店に手入れして、在庫を没収してしまった。そして誇大宣伝でサプリを売っているという理由で、店のオーナーたち数人を投獄してしまった。１９９３年には、また、ビタミンの販売や健康効果に関する宣伝を規制する計画を立てた。とうとう１９９４年になって、アメリカの大衆はがまんできなくなって、議会にDietary Supplement Health and Education Act（DSHEA：栄養補助食品健康・教育法令）を可決させた。DSHEAの分類ではサプリは食品の一種なので、製造者には安全性を証明する責任がない。危険性があるという証明はFDAがしなければならない。

でも、これでめでたく終わるわけではなかった。２０１１年には、政府がビタミンやサプリを再び制御するために、悪徳政治家が裏ルートからDietary Supplement Labeling Act of 2011（２０１１年の栄養補助食品表示法令）を導入した。これで、我々普通人にサプリへのアクセスを与えてくれた１９９４年のDSHEAを覆そうとしたのだ。サプリ販売の簡単な申告過程をもっと面倒で高価な許可システムに移行させるつもりだったけれど、幸いなことに、この法律は可決しなかった。でも製薬業界に飼われている悪徳政治家たちはきっとまた何か試みるだろうから、注意を怠ることはできない。

そうしてとうとう今は、CODEXが全てを乗っ取ろうとしている。CODEX Alimentarius Commission（食品委員会）というのはUN・FAO・WHO（国連・世界保健機関・世界保健機関）の委員会で、「グローバルに広がりつつある食品業界をコントロールして、消費者を保護するために国際的な基準を作る」という目的を掲げている。ドイツは最近CODEXを使って自国の製薬業界を対象とした統制基準を上げることで、Hoechst・Bayer・BASF・Degussa・Fresnius・Rhone-Poulenc・Sandoz・Novo Nordishなどのような大企業しか生き残らなくなるようにしようとしている。ドイツの「栄養補助食品指導要領草案」によると：

- 栄養補助食品を予防薬として売ることを禁止する。（ビタミンDにさよならだ！）
- 食品として売られる栄養補助食品は委員会で定められた薬量を超えることができない。（ビタミンD多量摂取のサプリもさよなら！）
- CODEXの栄養補助食品の基準は絶対的である。（政府は個人より強い！）
- 将来新しく出てくる栄養補助食品はCODEXの基準に従わなければ販売できない。この許可を得るためには莫大なお金がかかる。（マジ？！ここまで個人の自由を即枠する権限がどこから出てくるのだ？）

もしアメリカ政府がCODEXに参加すると、FDAは健康食品店をつぶして、処方薬局以外のところでビタミンが売られないようにする力を持つことになる。世界中がCODEXに管理されたらどうなるか知りたいなら、ドイツへ行ってビタミンやサプリを買おうとしてみればいい。殺風景な特別薬局で白いコートを着た人たちからものすごく高くて少量の錠剤を買うことしかできない。カウンターの後ろに並んでいる高価なビタミンのビンを手に取ることもできない。注文すれば薬剤師がビンを持ってくるが、質問ぜめで処方箋を求められる。ちなみに、ドイツでは世界中の特許相似薬剤を高値で製造している

会社がリストしてある"Die Rote Liste"(「赤いリスト」)というものがあって、これを見ればCODEXを操作しようとしている会社の名前が分かる。

ビタミンDの歴史をここまで追ったところで、今度は僕自身の経験についてもう一度ちょっと話そう。僕は元々陰謀説を鵜呑みにするタイプではない。それどころか、陰謀説はあてにならないと判断して、すぐに却下してしまうことが多かった！でも、ここに及んで、何か陰謀が見えてきたような気がする。医者たちがずっと推薦していたこと、例えば日光を避けて日焼け止めを使えとか、ビタミンDの過剰は危険であるとか、は全部うそっぱちではないか。１９８０年代に医者が太陽を避けて日焼け止めを使えと言い始めてから、肥満・自閉症・喘息などのような様々な症状が劇的に増え始めた。米国大統領夫人ミシェル・オバマは運動や食生活の変化によって小児肥満と戦おうとしているが、もしも全く別なところに原因があるのだとしたら？例えば、日光不足からくるビタミンD3不足とか？

僕は子供のころ、喘息・注意欠陥多動障害・強皮症モルフェアのような様々な症状に悩まされていた。２８歳を超えたら、水虫・顔の嚢腫や手首のガングリオン嚢腫・肘の骨棘・関節炎に近かった肩や背中などのような、簡単に治らないような症状が山積みになってきた。自分で数年間老化や病気についてリサーチをして、やっと８年前に関節の痛みで悩んでいる人の８０％はビタミンD3不足であるという記事を見つけた。[17]これを読んでから、通常進められている1日の摂取量の１０倍ほど（４千IU）を毎日飲み始めたら、一ヶ月で関節系の問題はほとんど消えた。ただ、股関節のギックリ・水虫・嚢腫やガングリオン嚢腫だけが相変わらず残った。それから６年後に、父が人生始めての血液検査をしたら、数年間の間1日に２千IUを摂取していたにも関わらず、ビタミンD3の血液レベルが２９ng/mLだった。これはチャートの一番下よりまだ１ng低い数値だったから、父は実際にはもう死んでいてもおかしくない！これでひらめいた。うちの家族は皆遺伝子的にD3のレベルが低くなるようにプログラムされているのだろう。そこでまず自分の1日の摂取量を２万IUに上げて、後に５万、とうとう１０万まで高めてみた。一ヶ月以内ですごく元気になったと感じたが、同時にそれまで完全治癒していなかった関節や骨に痛みが出た。しかし、ビタミンD3が骨や関節の改造ホルモンだということを読んでいたので、怖くはなかった。足を折ったネズミにD3を与えると骨が完治したが、D3が与えられなかったネズミの骨は治ったところに大きなカルスが残ったということも読んでいた。５ヶ月で、水虫が消え始め、股関節のギックリが止まり、肩も以前よりよく治ったと感じられるようになった。１年たったころには、肘の骨棘が消えたし、ガングリオン嚢腫もゴルフボール半分くらいの大きさから小さなグリーンピース一個の大きさの固まりに縮んでしまった。

日光によって活性化されるホルモンはどうして進化してくるのだろうと考えていたら、不完全治癒現象というアイディアにたどり着いた。物資が少ない冬の間は体が必要最低限だけの修理を行って、D3の日光信号が戻ってくると暫時的な修理をちゃんとやり直すのだ。

それから、熊の体内D3レベルが落ちると、体重を増やして冬の準備をし始める信号になるのだと知った！[18]ちょっと調べてみると、肥満体な人間もD3不足だ！これで、一年中D3レベルが低いと肥満になってしまうという「人間の冬眠現象」という仮説にたどりついた。冬眠時期が近いと思っている体は、体重を増やすだけではなく、エネル

ギー消費もできるだけ制限しようとする。インフル・関節炎などになれば、静かに家にこもる理由になる。そして、カルシウムを節約するために、体はいつになっても関節炎をちゃと治さない。

PubMedのデータベースで見つけられる限りのビタミンD関係の記事5万5千を全部読んで、老化現象や遺伝子の突然変異に関係がある以外の人間の病気はほとんどすべてD3不足からくるもののようだと習った。これに当てはまる例としては次のようなものがある：自閉症・喘息・糖尿病・極度の低血糖・治らない怪我・MS・ループス・腎臓病・肺病・17種類のガン・緑内障・黄斑変性症・クローン病・IBS・潰瘍性大腸炎・高血圧・リウマチ・早発性痴呆症・アレルギー・結核・心臓病・潰瘍・虫歯・パーキンソン病・発作・乾癬・フケ・全ての妊娠の複雑化・偏頭痛・生理痛・月経前症候群などなど！地域ごとの発生率を見れば、赤道地帯では一番低くて両極へ近づくほどに発生率が高まるという病気は、確かにビタミンD不足に関係しているので、多量摂取で治療できると思う。[19]

製薬業界としては、こういう知識が一般人に広まることは望まないはずだ。ビタミンD3を使えば治るはずの病気を治すための高い薬を売って利益をあげているのだから。「ビタミンD3は我々の最悪な敵だ！D3の多量摂取セラピーの利益を絶対に一般人に知られてはならない！」と言っている製薬会社の悪玉がどこかにいてもおかしくない。

D3不足と病気の関係は数々の医学博士や僕にでさえ見つけられたのだから、一般の医学界で分からないはずがない。僕のような素人にでさえ分かることを、製薬業界は今まで発見できなったなんて信じられない。

製薬会社が売っている薬剤はD3と同じ効果を出そうとしているらしいが、D3そのものではないので、危険な副作用がいろいろある。D3多量摂取の奇跡的な効果が分かっているなら、なぜそんな危ない薬剤を売り続けるのだ？利益を上げるためだ！ビタミンD3や日光では特許申請ができない！

こう考えてみると、真実が分かっているのにD3を危険だと言い続けることに決めた製薬会社のお偉方がいるのだろうと思うしかない。多量摂取すると体の組織が石灰化してしまうという危険はあるが、同時にK2を摂取すればこの問題はなくなる。こういうことを無視しながら、医学生にD3はものすごく危険だと教え続けるのだ。

PubMedで見つけたビタミンD3の毒性についての記事を読んでみると、ほとんどが、長時間の多量摂取でも悪影響を経験しなかったという患者の話だった。これは、医学校で教えることと反対だから、医者たちがびっくりするのも無理はない！（追記：僕がもう一つ発見したのは、ビタミンD3の過剰摂取の症状とされているものは、ビタミンK2不足の病状と酷似していることが多いということである。だからD3を多量摂取する時には、K2もたっぷり摂取した方がいい。）[20]

ということは、僕はこれが全部製薬業界の陰謀と信じているのだろうか。そこまでは行かないけれど、１９３０年代に始まった研究のずれが今では製薬会社一般の無能と、利益につながらないD3の研究を避けたいという態度につながっていると思う。実際に製薬会社や研究者がビタミンD3の健康利益の知識が広まることを抑圧しているのかどうかは、怖すぎて考えたくない。皆さん、ご自分で考えてみてください。

参考文献

1. Claerr, Jennifer (February 6, 2008). "The History of Rickets, Scurvy and Other Nutritional Deficiencies". An Interesting Treatise on Human Stupidity. Yahoo! Voices. Archived from the original on 2013-03-26. Retrieved March 26, 2013. "URL references".
2. Schuette, D. "Beobachtrugen Uber Den Nutzen Des Berger Leberthrans, Arch F." med. Erfahrung V2, 79, 1824.
3. "Peter Cooper Hewitt". Encyclopædia Britannica.
4. Carpenter, Kenneth J. and Ling Zhao. "Forgotten Mysteries in the Early History of Vitamin D." The American Society for Nutritional Sciences, 1999.
5. Ibid.
6. Ibid.
7. Ibid.
8. "SOLAR Ultraviolet Radiation AND Vitamin D A Historical Perspective." Am J Public Health, 2007 October; 97(10): 1746–1754.
9. Quote attributed to the late famous Vitamin D/Calcium researcher Dr. Carl Reich in Robert Barefoot's "The Disease Conspiracy - The FDA Suppression of Cures." 2006, page 141.
10. Ibid.
11. "Further Studies on Intoxication With Vitamin D was done by the University of Illinois, Chicago." Annuals of Internal Medicine, Volume 10, Number 7, January 1937.
12. "Preliminary Report on Actiated Ergosterol (A form of high dose Vitamin-D in the treatment of chronic arthritis." G Snyder New York State Journal of Medicine, May 1940. (Also similar studies cited in Barefoot's book noted in #9 above.)
13. Crissey SD, Ange KD, Jacobsen KL, Slifka KA, Bowen PE, Stacewicz-Sapuntzakis M, Langman CB, Sadler W, Kahn S (2003). "Serum concentrations of lipids, vitamin D metabolites, retinol, retinyl esters, tocopherols and selected carotenoids in twelve captive wild felid species at four zoos". The Journal of Nutrition, 133 (1): 160–6. PMID 12514284.
14. "Vitamin Tablets Are Ruled Drugs And General Sale in State Curbed." New York Times, New York, NY: Jun 24, 1944 pg 1-2 pgs.
15. All these references can be found in Barefoot's book in #9.
16. Excerpts from my e-book: "THE MIRACULOUS RESULTS OF EXTREMELY HIGH DOSES OF THE SUNSHINE HORMONE VITMIN D3 MY EXPERIMENT WITH HUGE DOSES OF D3 FROM 25,000 to 50,000 to 100,000 IU A Day OVER A 1 YEAR PERIOD."
17. Plotnikoff GA and JM Quigley. "Prevalence of severe hypovitaminosis D in patients with persistent, nonspecific musculoskeletal pain." Mayo Clin Proc. 2003 Dec;78(12):1463-70.
18. "Vitamin D Status and Bone and Connective Tissue Turnover in Brown Bears (Ursus arctos) during Hibernation and the Active State." Peter Vestergaard.
19. "Latitude Studies on Vitamin D and Disease." Autoimmunity Research Foundation, 2012.
20. See #16.

　　　　　　　　２２。経験談
２０１２年10月に治らない傷で悩んでいた女性（Janellさん）から次のようなEメールをもらった：

> 私は69歳の女性です。ここ１２〜１４年肥満・背中の痛みなどで悩んでいました。２００６年にはラップバンドの手術、２００８年には腰椎のL2とL3を固定

してL1を修復する手術を受けて３４日間リハビリ施設で過ごしました。２０１０年には膀胱吊りメッシュを除去して、２０１１年に自己組織で膀胱吊りひもを再建してもらいました。この最後の手術から感染、そして治らない傷ができてしまいました。２０１１年１０月から２０１２年５月まで創傷治療クリニックに通って、毎週傷をかき出して新い陰圧閉鎖療法のポンプをつけていましたが、傷はよくなりませんでした。手術をした外科医に戻ったら、この傷を手術で改造するために再建整形外科に行くことに勧められました。

今年６月にキンドルを買って、すぐに読んだ中にBowlesさんの本がありました。「医者のいうことを聞いてはいけない！」は本当です。あなたの本のおかげで命を救われました。ありがとう。

生き延びて、今でも毎日K2を７mcgD3、そしてD3を７万５千IU飲んでいます。K2はこれで十分ですよね？２０１２年１０月２２日現在では、ここ数年間で一番気分がいいです。背中の痛みはほとんどなくなっていて、２〜３時間は立っていることができます。８〜９年前の膝の怪我もよくなって、膝のさらがもとのちゃんとした位置に戻りました。半麻痺状態で感覚がなかった左足もどんどん良くなってきています。（ただ、時々神経が再接続する時には痛み止めを飲まなくてはなりません。）

傷の改造手術は２０１２年７月２６日に受けて、成功でした。手術後、ドレーンが２本ありましたが、１本は２週間後に要らなくなり、今では完全に痕が治りました。もう１本の左側のドレーンは７週間後に抜いて、今では下着でこすれないようにばんそうこうを貼るだけで大丈夫になっています。

新しい主治医にBowlesさんの名前とEメールを送ることにします。彼女は私がD3とカルシウムを過剰摂取していると信じているようです。１０月２日の血液検査では、D3が８０でカルシウムが１１２でしたが、これはK2の量を増やす前のことでした。若いお医者さんだから、まだいろいろ知らないことがあるんですよね。D3のレベルは３０〜５０が理想で、私のカルシウムレベルも少し高すぎるという分析でしたけど、私は自分の健康管理に積極的に参加するタイプだと彼女に説明しておきました。さて、どうなりますか。

色々教えていただいて、ありがとうございました。数年間ぶりに人間らしい生活に戻れました。まだまだ元気で生きたいと思います。後、ついでに、また減量ができるようになりました。コメントがおありでしたら、メールで返信をお願いします。

Janellから

僕の返事：

Janellさんへ

おー、それはすごい！！経験談はたくさん聞かせてもらうけれど、Janellさんの話は特にすごい。

本の名前も変えたし、色々新しい情報も加えたので、新しい版を買って読んでいただければ、と思うのですが。

とにかく、K2の摂取はとても重要です。K2はオステオカルシン(osteocalcin)というホルモンを活性化して、オステオカルシンが血液や軟体組織からカルシウムを取り出して骨へ入れてくれるので、K2が足りないと逆に骨からカルシウムが浸出してしまいます。だから、D2と同時にK2はたっぷり摂取した方がいいです。D3は対組織を全部溶かして改造するので、K2が足りなくなるとカルシウムが血液や軟体組織に回ってしまうことがあります。だから、医科たちがD3を怖がるのです。K2のことを理解していないから。

僕は1日にD3を1万IU摂取するごとにlef.orgのSuper Kを1錠飲んでいましたが、D3を１０万IU摂取していた時はSuper Kを１０個飲んでいました。Super K 1錠にはK1が１千mcgとK2（MK4タイプ）が１千mcgとMK7タイプが１００mcg入っています。（ちなみに１０００mcg＝１mg。）MK4は動物性のものでバクテリア性のMK7ほど強くはありません。

ただ、K2を飲みすぎて高血圧や心臓動悸を経験した人もいるので気をつけてください。これらは低カルシウム血症の病状とそっくりなので、自分の体にちょうどいい量を見つけるのには、動悸が起こり始めるまで量を高めて、そこから少しずつ下げていくのが一番いい方法かもしれません。まあ、ほとんどの人は僕が摂取している量のK2なら問題なく飲むことができます。lef.orgはその２倍の量を勧めているくらいですから。

つまり、１日にD3を７万５千IUを摂取しているなら、Super Kを８錠（またはそれ以上）飲んだ方がいいと思います。

最後になりますが、主治医の先生にD3についてちょっと勉強をしていただきたいと伝えておいた方がいいかもしれません。血液検査の結果で、血中レベルが９０以上でも（たまには１２５でも）大丈夫だと思うと言ってあげてください。１００〜２００のレベルになっても心房細動のリスクがちょっと高くなるだけのことです。（６５歳を超えているなら、通常の５％のリスクから１２．５％に。）しかし、僕の推測では、このリスクはK2で緩和することができるはずです。Millard Fergusonさんのレビューには、手術を２回やっても治らなかった心房細動がD3とK2の多量摂取で治ったという９１歳の男性の話が書かれています。

Eメールをありがとう！本の新版をぜひ読んでください。そして、アマゾンのレビューにここで書いてくれた情報を書き込んでくれれば最高です。Janellさんは僕のデーターベースに入っていますから、またなにかあったら連絡してください。

ではでは、お元気に、
Jeff

クローン病・関節炎・うつ病で５０年間悩んでいたイギリスの女性によるアマゾンレビュー：

[☐☐☐☐☐]
『医者たちに皆読んでほしい。７ヶ月後の追記もみてください』
著者：maggie

フォーマット：キンドル
この本は私の健康に一番役に立ちました。ここ１年間は手・指・手首が腫れて、体中のひどい関節炎で悩んでいて、ものすごく疲れているのに寝むれない夜が続きました。ここ５０年間クローン病をダイエットで制御してきましたが、２週間前に友達からこの本についての記事をもらって、内容が気に入ったので血液検査を受けました。「足りている」という結果が戻ってきましたが、イギリスの単位はアメリカのと違うのでもしかしたらやはりビタミンＤ不足ではないかと思って、Jeffさんに E メールを送ってみました。とてもフレンドリーな人で、アメリカの尺度では私のＤ３レベルはチャートにも乗らないぐらい低いと返事をくれました。これで足りているなんて、うそでしょう！
早速ビタミンＤ３を４千IU飲み始めて、ビタミンＫも摂取し始めました。４日立ったら、気分がすごくよくなってきました。５日目に１万２千IUを飲んでみたら、痛みが急に弱くなりました。１万６千に上げたらもっと気持ちがよくなってきました。今では２万IUを飲んでいます。このレベルにしてからまだ１週間ちょっとだけですが、エネルギーが満ちてくるのが感じられて、明日を楽しみにして生きることができます。もっと先になって、クローン病にも効果かどうか分かったら、もう一度レビューを書きます。Bowlesさんの研究のおかげで私の命は救われました。

[７ヶ月後]
ビタミンＤ３とＫ２を摂取を始めて７ヶ月立ちました。ひどい関節炎は消えたし、クローン病も治りかけているようです。ある日、数年間手をつけたことがなかったパンを食べてみたら大丈夫でした。ビタミンＤを摂取し始める前だったら、痛みに転がっていたところでしょう。数年来のうつ病もなくなったのはとてもうれしいことです。最高調！正直言って、人生で一番いい気分です。この本にもっと早く出会っていればもっと良かったでしょう。

あるループス患者から最近来たレビュー：
[□□□□□]
『素晴らしい情報！』
２０１３年９月１２日
著者：T.Thielen（本名）、ニューメキシコ州アルバカーキ
この電子ブックを見つけて本当によかった。２０１３年７月２５日の血液検査の結果は１８だった。何もしないまま数年間もこのへんのレベルで生きていたから、びっくりはしなかったし、医者が何も言わなかったから、心配はしていなかった。私は５４歳の女性で、１９９７年に体の調子がすごくひどくなって何千ドルもかけて１５人の医者に行ったことがある。それでも完治しなくて、様々な専門家をたらい回しにされた。頭皮に円状エリテマトーデス(discoid lupus)があって脱毛が激しいし、顔・胸・腕の皮膚にもものすごいブツブツや発疹ができる。眉毛やまつげもなくなり始めた。ストレスになるなんてものじゃない！副腎機能低下症で５期で、ループスや甲状腺の薬も飲んでいたけれど、薬や食事療法で良くなることはなかった。そのうち日光アレルギーになって戸

外に出るとむきだしにした皮膚にすぐみみずばれができるようになってしまった。この電子ブックを見つけて、次の週の月曜日からＫ２とＤ３を１万IU摂取し始めた。４週間後に血液検査をしたらビタミンＤのレベルが５８だった。Ｄ３の摂取を始めてから７週間になる今では髪の毛・眉毛・まつげが全部また生え始めてきている。（髪の毛が元の状態に戻るのにはまだまだ時間がかかると思うけど。）みみずばれは全部治った！今までどうしても治すことができなかった皮膚が、今ではローションをいっぱいつけたみたいにしっとりすべすべしている。２週間前に歯根管治療を受けるために１０日間ペニシリンを飲まなければならかったので、５日間ビタミンＤ３をやめた。そうしたら、身体中がものすごく痛くなってしまって気分もすごく悪化したので、ビタミンをまた飲み始めたら翌日には元気が戻ってきた。今ではまた外で時間を過ごすことができるようになってきたので、とてもうれしい。先週は、庭で草取りをしていて蚊に刺されてしまった。いつもなら、蚊に刺されたらとても痒くて血が出るまで掻いてしまうところだが、今回は奇跡のようにかゆくなかった。もうすぐ医者に行くことになっているので、その時には甲状腺のテストをして今のレベルを調べてもらいたい。薬漬けの生活はやめたい。ビタミンＤ３の摂取量を２〜３万IUに上げたいけど、その前に頑張らなきゃならないことがたくさんある。今飲んでいるのはAndrew LessmanのビタミンＤ３を１日に１万IU・Ｋ１／Ｋ２を１日に１千IU・カルシウムを１日に２千５００IU・マグネシウムを１日に１千２００IUだ。大変貴重な情報を本当にありがとう。旦那や弟にも絶対始めさせるつもりだ。[私の主治医もこの経験から学んでいる。彼の患者のなかでは、ビタミンＤをこれほど多量摂取しているのは私だけのようだが、彼も私の体調の劇的な改善を認めざるを得ない。]

Donn Carroll先生からのレビュー：
６２人のうち５８人がこのレビューは役に立ったと言っている
[☐☐☐☐☐]
『１日に５万IUでそれまで治らなかった乾癬が５ヶ月で治った！！』
２０１２年６月１２日
著者：Donn Carroll
２１世紀に書かれた本で一番利益がある。Jeffさんは枠を超えて素晴らしい本を書いた天才だ。Ｄ３についての研究を何千本読んで、ほとんど副作用がなくて恩恵ばかりだということを発見した。そして一番適宜な摂取量を見つけるために自己実験をやった。Ｄ３は日光で生産される自然なホルモンなので、ほとんどの病気はその多量摂取で治療できる。
２ヶ月間1日にＤ３（Ｄ３プラスＫ２の "Metabolic Maintenance"）を５万IU摂取したところで血液検査をしたら、血中のＤ３レベルが１５０ng/mLだった。これは普通に勧められているレベルよりちょっと高いが、摂取量を減らす気はない。たった４ヶ月前には体中にうつ伏せで寝るしかなかったほどひどい乾癬があった。聖書のヨブみたいな感じだった。色々リサーチしても、治療法は見つからなかった。菜食主義にして、ほとんど生の植物を食べて、グルテンと砂糖

を避けて、スーパーフード・ハーブ・漬物も食べていたが、治らなかった。それが、Ｄ３を摂取し始めたら、元気になり始めた。乾癬がなくなっただけではなく、ぐっすり寝れるし、ガングリオン嚢腫も消えつつあるし、親指の古傷も改造されれている。カサカサだった皮膚も張りを取り戻し、前立腺の状態も向上しているし、むずむず脚症候群もなくなった...。まだまだ続けられるけど、今は本当に最高な気分だとだけ言っておこう。

病気、特に治療できない症状で悩んでいる人は、この本を読むべきだ。ちなみに、僕は今Russell JamesさんのTheRawChefAcademy.comで糖分ゼロの生料理の素晴らしいネットコースもとっている。

心房細動患者の男性によるレビュー。
　４９人のうち４５人がこのレビューは役に立ったと言っている
　[□□□□□]
　『ビタミンＤ３信奉者にはこの本は古典になるだろう。』
　２０１２年４月26日
　著者：Millard Ferguson
　５年間以上ビタミンＤを多量摂取している９１.５歳の男性として、この本は興味深く読んだ。５年前に毎日ビタミンＤを５千IU摂取し始めた時には、Ｄ３のレベルが４５ng/mLぐらいだった。
　摂取量を徐々に高めて、ここ２年間はＫ２と共にＤ３を１万２千IUを飲んでいる。現在のＤ３血値は９０〜９７であるが、特に他に顕著な変化はない。この間に起こった健康改善は、Jeffさんの本を読むと、自分の高Ｄ３レベルのおかげだと考えられる。
　１。心房細動はここ８ヶ月、３回目の電気的除細動以降、なくなっている。その時のＤ３のレベルは１００ng/mLに近かった。それ以前に、Ｄ３のレベルが低いまま電気的除細動を行った時は２回とも失敗してしまった。
　２。肩が悪くてここ３年間はテニスで下手投げのサーブしかできなかったが、今は痛みなしで上手投げできるようになってきた。
　Millard Fergusonより

ひどい慢性閉塞性肺疾患持ちの女性によるレビュー。
　送り先：jeffbo <jeffbo@aol.com>
　２０１４年３月21日23時33分
　件名：ビタミンＤのレビュー
　Jeffさんへ、
　数週間前、私のこれまでのビタミンＤ歴史のレビューを書いてほしいと言われましたね。どこに書いたらいいのか分からないので、メールで送ります。他の人たちに読んでもらう価値があると思ったら、どこへアップしてもいいです。慢性閉塞性肺疾患を治療するためにビタミンＤの多量摂取をここ１１週間しています。２万IUから始めて、８週間目で８万IUを飲み始めました。私は４４歳で、慢性閉塞性肺疾患で１１年間悩んでいました。一度も喫煙をしたことはあ

りませんし、自分で知っている限りでは空気汚染物質に晒されたこともありません。ハーブの多量摂取などの自然治療法はたくさん試してみました。少しは役に立つものもありましたが、完治することはありませんでした。ビタミンDの摂取を始めたころには病状がどんどん悪化して、このままでは死んでしまうというぐらいでした。なので、最後の手段としてこの「極端な治療法」をやってみたのです。

６週間目には肺の詰まり・喘息・息遣いが全部４０～５０％ぐらいよくなってきました。同時に、予期してはいませんでしたが、穀物を食べても以前のように胃痛が起こらなくなりました。今でも穀物を意図的には食べませんが、食べれるようになったことは確かです。

１０日間股関節や背中がすごく痛くなりましたが、これはビタミンDによる改造のせいだと思って、摂取をやめないでいたら、その後は全く痛みがなくなりました。数週間はいつもより眠気が強かったですが、これも１０週間で終わりました。

８週間目には、咳・肺の詰まり・喘息・息遣いが７５％よくなって、１０週間たったら慢性閉塞性肺疾患の病状が完全になくなりました！！

今でもK2とD3を８万IU１摂取していますが、１１週間目にちょっとだけ病状が戻ってきて、いつもよりイラついたり、気分が滅入ることもありました。血液検査をしながら、これから少なくとも６ヶ月はDとKの摂取を続けたいと思っています。

たくさんの情報をありがとう。素晴らしい結果が出て、とてもうれしいです。

　　Liz Lより

MS患者によるレビュー。
　６人のうち５人がこのレビューは役に立ったと言っている
　[☐☐☐☐☐]
　『再び歩けるようになった。』
　２０１３年４月２７日
　著者：merola
　MSで３年間歩いたことがなかったけれど、ビタミンDを多量摂取してみたら、歩行補助器を使って９メーターぐらい歩けるようになってきた。

足底筋膜炎で悩む男性によるレビュー。
　９人のうち７人がこのレビューは役に立ったと言っている
　[☐☐☐☐☐]
　『スゲー！２年間足底筋膜炎で悩んでいたが、１日２万５千IUを飲んでみたら２週間で治った！！』
　２０１２年７月１５日
　著者：Fabian Laszlo
　母のガンの治療を探しているうちにこの本を見つけて読んでいたら、あまりすばらしいので僕自身がやってみようという気になった。２年間足底筋膜炎でび

っこを引いていたが、2週の間1日に2万5千IUを飲んでみたら完全に治った。
ついでに、肩の関節炎で悩んでいる友達が2週間飲んでみたら、痛みがほとんどなくなった。
ブラジルに住んでいてビタミンK2のサプリが買えないので、納豆には100gあたり1千mcg以上のK2が入っているので、日本料理店から納豆を買うことにしている。

何だかわからないが、健康問題がたくさんあった人によるレビュー。
12人のうち9人がこのレビューは役に立ったと言っている
[□□□□□]
『ファイブスターじゃなくて100万スターだ！！』
2013年3月16日
著者: Thomas Lavoie （本名）
6日前、僕は本当に死にそうだった。25歳なんだけど、ここ18年間様々な健康問題に悩まされていた。2012〜2013年の間に6つの緊急救命室で30日間を過ごした。カナダ人の医者35人と無料相談したが、何の役にも立たなかった。筋力が75％落ちて、筋調整が30％劣化して、筋持久力が98〜99％落ちてしまって、6日前には働くこともできない状態だった。常時震えていて、屈むことも腕立て伏せもできなくて、ものすごく気分が暗くて、低血糖で目が見えなくなることがしょっちゅうだったし、インスリン抵抗性症候群で、ペニスにも白斑ができていたぐらいだった。身体中痛くて、足のなかに残っている細片骨が歩くたびに石みたいに感じられた。背中が痛くて、10年前にドアを殴った手首も痛かったし、それより前に勇み足で痛めた右足もずっと痛かったし、7年前に親知らずを抜いた後の顎もずっと痛かった。しかも、面倒なことに耳もよく聞こえない。生まれた時から非常に食欲旺盛で、毎日4〜1回は食事をしていた。
最初の日には5万IU・2〜3日目には15万IU・4日目には40IU・5日目には71万4千IU・6日目には20万IUと摂取してみた。そしたら突然身体中の古傷が治り始めた。足にあった細片骨は寝ている間に溶けてしまったし、深夜に目を覚ました時には暑くて顔が真っ赤であちこちが痛かったが、また寝起きてみたら、全部よくなっていた。前より2倍ぐらいよく聞こえるし、血糖値が安定してきてグルコース計が要らなくなってしまった。すごく元気に感じられて、気分が沈むこともない。低血糖も消えてしまった。視覚も安定しているし、性欲も戻ってきた。白斑も治り始めているし、頭の白髪も根の方から茶色に戻ろうとしている。（陰毛も黒に戻りつつある。）これは、ビタミンD3だけではなく、同時にK2・カルシウム・マグネシウムも多量摂取した結果だ。これまでこういう治療法を教えてくれなかった医者たちを訴えてもいいほどの奇跡的な結果だ。サプリはカナダのCostcoで買ったが、6.82ドルしかかからなかった。

あと、筋力もほとんど完全に回復している。筋調整もだいぶ良くなっている。震えることはまだあるが、どんどん少なくなっている。たったの６日でこの結果！

ニキビや性欲についてのメール：
Jeffさんへ
Ｄ３についての更新
ここ３週間毎日２万IUを飲んでいるが、元気が戻って、すごく若く感じてきた。７５歳の男性としてはものすごい精力がある。ここ１４ヶ月間足に何か乾癬のようなものができて悩んでいた妻も、２週間前に飲み始めた。医者にもらった塗薬や錠剤でも治らなかった症状が、Ｄ３を飲み始めてから数日で改善し始めて、どんどん治った。
友達にＤ３のカプセル（１万IU）をあげた友達は、自分で注文するようになって、２週間ぐらい飲み続けている。１０日前にニキビだらけの１５歳の息子を連れて家に来た時、息子にカプセルをあげて、毎日二錠飲みなさいと言ったのだが、今朝父親の方がまた来て、息子のニキビがほとんど消えたと報告した。父親本人の顔色もすごくよくて、前からやっているウェートトレーニングでも次の日まで残る筋肉痛がなくなったと言っていた。彼も性欲が高くなって、バイアグラと同じぐらいの効果だと言う。
ちなみに、メラトニンの粉末についてちょっとお知らせしよう。これまでよく寝れなくて一晩に５～８回トイレに起きることは普通だった。しかし、寝る前にメラトニンを０.８グラム飲み始めたら起きるのが２回に減った。ぐっすり寝られるようにもなってきた。髪の毛に影響があるかどうかはまだ分からないが。
Sammyより

喘息や皮膚の症状で悩んでいた女性によるレビュー。
２７人のうち２４人がこのレビューは役に立ったと言っている
[☐☐☐☐☐]
『痛みがなくなっている。喘息もよくなっている。』
２０１２年４月７日
著者：alaskadancingbear
痛みを減らして、健康一般を改善したいと思って色々探しているうちに、この本に出会った。一気に一晩で読み終わって、翌日にサプリを注文した。ここ数年間は寝る時に痛みなしで仰向けになれなかったが、サプリを飲み始めて１週間以内に苦もなく仰向けで寝られるようになった。足首から股関節までつながる痛みで夜は寝られなくて、昼間は膝のあたりが一番痛かったのだが、Ｄ３を２万IU飲み始めたらこの痛みがなくなった。１万IUに落としたら痛みが戻ったので、今でも２万IUにしている。皮膚の症状も良くなっている。たった３週間でこんなにすごい結果が出るとは思わなかった！他に、著者に聞きたいことがある人は、本に書いてあるメアドにメールすれば、すごくいい人なので、か

ならず返事をしてくれる。一生悩んでいた喘息のこともちょっと話しておきたい。未熟児ではなかったが、肺が弱かったため保育器で３日間を過ごした。ジョギングはやっていたが、マラソンの後はいつも呼吸困難になって大変だった。最近かかった風邪だって、以前の私だったらきっと肺炎になってしまったかもしれない。幸いなことにＤ３を摂取している今では、咳が出るだけで、１週間たったらほとんど完璧な健康状態に戻った。肺活量が増えたというのも、Ｄ３のおかげだと思う。吸入器は最近ほとんど使っていないし、毎日の薬も減った。今日からは３万IUを飲むことにしている。その結果はまた後で。皆さん、お元気で…

目の下の濃いくまで悩んでいた人によるレビュー。
　２０人のうち１８人がこのレビューは役に立ったと言っている
　[□□□□□]
　『素晴らしい！ビタミンＤ３とＫについて大切な情報です』
　２０１２年４月２０日
　著者：Joann E. Rogers (テキサス州のHutto市)
　キンドルで電子ブックを注文して、読んで、友達にシェアしました。アレルギーのせいだとされていた目の下のくまが３日で完全に消えました！３２歳の時に仕事であった事故以来、体中あちこち痛くて、Jeffさんと同じように今は５０代の始めですが、いつも疲れてあちこち痛いのにうんざりしていました。今はＫ２と共に毎日２万IUを飲んでいますが、首も背中も調子がすごく良くなってきて、慢性疲労感も良くなっています。たった１週間でもう効果が見えてきています！こんなに大切な情報を安くシェアしてくれてありがとう！

うつ病患者によるレビュー。
　１５人のうち１４人がこのレビューは役に立ったと言っている
　[□□□□□]
　『著者の指導に従ったらすごくいい結果』
　２０１２年１２月１４日
　著者：otter30
　面白いタイトルだと思ったが、最初は信用してなかった。でも、値段が安くかったから電子ブックを買った。
　"The 4 Hour Body"（『４時間の体』）と同じような熱を持った本だ。著者はＤ３の多量摂取が体にすごくいいと信じて、自己実験をする。そしてその結果は素晴らしいものだったと報告する。
　それで僕も初めてみて、４ヶ月たった今では１日に３万５千IUを飲んでいる。確かに素晴らしい効果があった。全体的に疲労感がなくなって、関節痛や固さも少なくなったのに加えて、１８年間飲み続けていたプロザックをやめることもできた。Ｄ３を飲んでいる方が、実際、プロザックを飲んでいるよりずっと気分がいい。プロザックはうつ症状を防ぐだけなんだが、Ｄ３は本当に気分をよくしてくれる。

著者の書き方はちょっとおかしいことがあるけれども、とても大切な内容なので、ファイブスターをあげるしかない。この値段では見逃せない本だ。

様々な症状で悩んでいる人によるレビュー。
　　１４人のうち１３がこのレビューは役に立ったと言っている
　［□□□□□］
　　『自分の実験と結果』
　　２０１２年
　　著者：kmisty19898
　　毎日D３を３万IUとK２を２００mcg摂取して３週目になるが、その結果を紹介しよう。（ちなみに、カイエンペッパーも毎日飲んでいることを伝えておく。吸収を助けるためにできる限り熱い湯に３０ccのリンゴ酢を加えたものに、１gの唐辛子をーを混ぜて飲んでいる。これに使うのは人口でなくてホームメイドか自然発酵のリンゴ酢でなくてはいけない。）
結果：
１。ここ１５年来こんなに元気に感じたことがない！友達も皆「すごく生き生きとして見える」と言っている。
２。関節炎がひどい方の膝が痛み始めたが、ちゃんと「改造」してほしいのでD３はやめたくない。
３。うつ病・統合失調感情障害という診断を受けているが、上（１）で書いたように、気分は上々だ。
４。指関節が鳴らなくなってきた。
５。変性椎間板疾患があり、背中には関節炎だけでなく、椎間板脱出もある。でも、そこで何かが起こっているのが分かる。
６。ホームマシンを使った後の回復時間が短くなってきた。
７。視力にも影響が表れている。くらいところでも以前よりずっとよく見えるし、全体的に視覚がす鋭くなったようだ。
８。食欲が減った！体重も少し減った！
９。何年もの間睡眠障害で悩んでいて色々な薬を飲んでも効果がなかったのに、今は夜になるととても疲れていて、ぐっすり寝られる！
まだ３週間目の始めなのに、すでにこんなにいい効果が出ている！この本を見つけて本当によかった。友達にも紹介している。あるカップルはD３とK２を注文したところだったので、正しく使えるようにこの本をプレゼントした。障害手当で暮らしている僕にはあまりお金がないけれど、来月にはBowlesさんのアルツハイマーについての本を買いたいと思う。命を救ってくれて、どうもありがとう！

PRP（Pityriasis rubra pilaris）という皮膚病で悩んでいる人によるレビュー。
　　１２人のうち１１人がこのレビューは役に立ったと言っている
　［□□□□□］
　　『すばらしい！！とうとう僕の皮膚病の治療が見つかったのかも』

２０１２年１１月１６日
著者：Jaime Vendera "Phoenix Earth"... (オハイオ州) (VINE VOICE)
素晴らしい！この著者は科学者になるべきだ。自分でＤ３の研究を行ったなんて。政府が支援するべきだ！

この本はキンドルで偶然に見つけた。普通なら、こんな長いタイトルの黄色いカバーの本は読まないが、なぜか目に止まった。読んでみてよかった！PRPという病気で生涯悩んでいたが、特にここ５年間は皮膚がカサカサに腫れていて、疲労感が消えず、目がぼんやりしていて、性欲もなくなってきてしまっていて、大変だった。皮膚科の治療法にはうんざりして、自然的な治療を探し始めたところだった。

この本を読むまでは、ビタミン摂取による治療のことは考えたこともなかったが、感で３ドル払うことにした。ものすごい勢いで話すようなスタイルの著者だが、各ポイントは詳しく説明してくれる。話は飛ぶけれども、どんな小さなことも説明してくれる。そうでなかったら、ビタミンDには利益と危険と両方あると理解することもできなかっただろう。そして、Ｄ３が実はセコステロイドであるということも。これにはピンと来た。何年もの間、腫れた皮膚をなだめるためにプレドニゾン(Prednisone)を服用していたが、これは最終的に健康に非常に悪い。

だから、彼の推薦に従って、代わりにＤ３とＫ２を買って、毎日３万IUを摂取し始めた。まだ１週間しかたっていないのに、もう結果が出始めている！皮膚のあちこちに正常に戻った部分が現れ始めたし、元気がみなぎってきた。（長～い昼寝もしなくなったし、運動も再開したし、性欲も戻ってきた。）

ということで、この本にはものすごく感謝している。長いけど、重要な情報ばかりだ。特に糖尿病について、医者たちにも読んでほしいようなことがたくさん書いてある。著者みたいな人が世界にもっといたら、世界飢餓の問題も解消できるかもしれない！レビューはこれで終わりにするが、Ｄ３のセラピーを続けると同時に、同じ著者の他の本も買って読んでみるつもりだ！

Sueさんから最近もらったメール。
　検査の後不足だと言われて、６０日間２千IUを摂取していた。膝置換の手術をやらなくてはならないほどひどい膝は大分よくなってきたが、長い間立っているとまだ痛くなるから、２週間前に摂取量を１万IUに高めてみたら、調子は最高で、２～３年前に骨折した指の可動性もよくなってきた。まるで新しい体に住んでいる気分だ。血中レベルをチェックするために来週また検査してもらうつもりだ。こんなに簡単な治療法があったなんて！
　９０日間ぐらいＤ３を摂取してから目医者に行ったら、視力もよくなっていた！（右目は +2.25 から +0.75 まで。左目は +0.75 から -0.25 まで。読書用の近視覚も +2.75 から +2.50 に変わった。）目医者はＤ３の効果だと信じてくれなかったが、去年から変えたことはそれだけなのだ。摂取している薬・体重なども全部同じ。目医者のクリニックでも、眼鏡屋でも助手たちに手術を受けたかと聞かれてしまった。膝もまだ改造中だが、階段を登ったり降りたりするこ

とができるようになったし、痛みを感じずに長いこと立っていることもできるようになってきた。Bowlesさん、この本を書いてくれてありがとうございました！知らないことばかりでした。
来週月曜日に主治医に行って、2回目の血液検査の結果を聞きます。医者がびっくりするような結果が出るでしょう！
重ねがさねありがとう。
Sueから

Markさんからの日光角化症についてのメール。
いつかまた痛みを感じずにゴルフをすることができればどんなにいいだろう。もしかしたらこの夢はD3セラピーを持続することで叶えられるのかもしれない。
骨を痛めないように、ちゃんとD3と一緒にK2も摂取するつもりだ。1日にD3を8万IU以上飲むとしたら、K2はどのぐらい摂取するべきだと思う？僕の体重は70kgぐらいだ。
去年2012年3月に木を刈り込んでいた時にはしごから落ちてしまって背骨の圧縮破砕という傷害を被った。傷は治ったが、靭帯の力が回復するのが遅くてイライラしている。左ひざもかなりひどくぶつけたけれど、そんなにたいしたことではない。まだ痛くてちょっと腫れているが、動かすのに問題はない。実は運動プログラムの一部として90m走をやっている。この膝を内部検査してもらってはいないが、多分内部に細片骨があるような気がする。膝をついたりながいこと安楽椅子に座っていると痛くなることがある。これもD3の多量摂取でよくなるのかもしれない。
前回のメールで書いたかどうかは覚えていないが、D3の多量摂取は僕の日光角化症を治してくれた！太陽に当たるとツタウルシにかぶれたみたいに肌がブツブツになってしまう病気で、首・腕・足どこでもこうなる。僕は赤毛で肌が白いのだが、今年の夏は戸外で1時間半〜2時間ぐらい日焼け止めなしで皮膚炎にならずに日光浴を楽しめたのだ。ビタミンDそのものが紫外線に対しての保護になるので、今では皮膚のブツブツが非常に少なくなっている。

一生骨棘で悩んでいた人の経験談。（ついでに、努力せずに体重も14kg落としたそうだ！）
ここ数年間で読んだ中で一番優れた本。僕は自分の健康に興味があるので、健康本を読むことが多くて、Jeffさんと同じように自己実験もよくやる。
観察：
1。僕の足病医は、僕の足首にある骨棘ほどでかいものは見たことがないと言う。今は40歳だが、16歳の時に屋根から飛び降りて曲がった足に着地してしまった時にできたものだ。骨折はしなかったが、数ヶ月の間痛くて、この2つの骨棘が残った。それが、9ヶ月間ビタミンD3を1日に2万6千IU飲んだら、消えてしまったのだ。うそみたい。
2。同時に、努力もせずに14kg減量できた。（104kg→90kg）

３。毎年風邪•インフルエンザにかかってしまうことが多かったが、今年はピンピンしていた。

他にも、ビタミンDの多量摂取を使った様々な実験を始めたので、もう少ししたらまた連絡する。

Ｄ３と自閉症•甲状腺治療薬•ガングリオン嚢腫•喘息の関係についての最近のレビュー。

[□□□□□]
『ビタミンＤ３のおかげでうちの家族は奇跡のように元気になった』
著者：Aledav

早口でおしゃべりな著者だが、本は分かりやすいから、皆に読んでほしい。ビタミンＤ３についてなんにも知らないで文句を言う人がたくさんいるのに驚く。２～３年前に健康診断に行った時、医者に現在摂取している薬剤やサプリについて聞かれた。１日に３千IUを飲んでいると答えたら飛び上がってＤ毒性の検査をしたが、結果は通常な数字だった。今では１日に６千IUを飲んでいる。長いこと悩んでいたガングリオン嚢腫がやっとなくなった。最近内分泌科の医者に行った時には、甲状腺の薬の量が初めて減らされた。同時に、５歳の自閉症の息子にも毎日１千２００IU飲ませることにしている。最近の検査では、Ｄ３のレベルが低かったので、医者が４千IUに高めるようにと言った。息子の発言•社会的行動、特に視線を合わせること、が改善してきた。摂取量をもっと高めた方がいいかどうかを知るために、１２月にまた検査してもらうつもりだ。家族全員が本当に素晴らしい効果を経験している。娘も毎日３千IUを摂取しているが、やめると喘息が戻ってきてしまう。主人は５千IU飲んでいるが、１万IUに増やすことを考えている。もう何年間も誰も風邪を引くことさえない。文句を言う前に自分で試してみてほしいものだ。この本は本当に素晴らしい。

Ｄ３とガングリオン嚢腫•血糖値•食欲についての最近のレビュー。

[□□□□□]
『もっと勉強をしなきゃという気にさせてくれた』
著者：M. R. "me" (シカゴ•イリノイ州)

スタイルや編集の面では足りないところが多いけれど、著者はフレンドリーで引用文献もたくさんついている。ビタミンＤについて今まで色々調べてきたが、この本を読んでから多量摂取についてもっと知りたくなってきた。Ｋ２とビタミンＤの重要な関係について聞くのも初めてだった。自己実験中の摂取量がはっきり書き出されていないのでちょっとイラついたが、加筆•新版のたびに少しずつ分かりやすくなるようだ。

１年間以上ビタミンＤ３を１日に１万IU摂取していたら、気分が向上した。そして、この本を買ったのはその後で、２０１３年１０月１日には１日の摂取量が５万IUに上げた。Ｋ２も注文して、１０月１５日ぐらいに飲み始めた。１０月の中旬ぐらいになって、両手首のガングリオン嚢腫がかなり縮んだというこ

とに気づいた。現在のところ（１１月１日）では完全になくなったようだ。著者が摂取量をどのように変えていったのかについて詳細が書いていないので、一人一人がで血液検査をしながら続ける他ないと思う。（たった今、ホームテストをセンターに送ったばかりなので、結果が届いたらレビューに追記する。血糖値も安定してきたと思う。食欲は減ったし、炭水化物を食べたくなることも少なくなった。D３を飲むのが遅れたからだろうか、夜に眠れなくなってしまったことが数回あったので、今ではできるだけ早めに飲むことにしている。同年代の友達のほとんどが体のどこかの痛みに文句を言っているが、僕は例外のようだ。

追記：検査の結果が来た。ほぼ一年前、１日に１万IUを飲んでいたころは、６６ng/mLだった。今回は、３週間の間、１日に５万IUを飲んで、１７２ng/mLだった。摂取量はもうちょっと下げるかもしれないし、下げないかもしれない。K２もちゃんと飲んでいるし、気分は最高だ。

クローン病が治ったという最近のレビュー。
　『クローン病が治った』
　著者：Kurt W Fuller
この本を見つけたのは本当に偶然だった。でも、タイトルが気に入ったから、キンドルでで買ってしまったけれど、安いものだった。
僕は５３歳のころ、ひどいクローン病になった。同時に、前立腺ガンの診断も受けた。数人の泌尿器科医が前立腺の除去手術をするべきだと騒いだが、その前に代替医療を試して見たかった。（これには家族も友人も大反対だったが。）
広いアメリカのまったく違う土地に住んでいる代替医療の医師を見つけて、前立腺ガンの治療をしてもらった。でも、彼に言わせると、僕にはガンよりもクローン病の方が最終的にずっと危険なのだそうだ。ネットでクローン病をリサーチしたところでは、治療できない病気だという話だったが、この医師は笑って片付けた。僕の問題は単なるビタミンD不足だと言うのだ。
当時はビタミンDを毎日１千IU摂取していたが、医者の指導に従って２千IUに高めた。効果がでなかったので、４千・５千・１万・最後に１万５千IUまで高めた。１万５千IUでやっと改善が見え始めた。３～４年たったら、病状は完全になくなった。
今は５９歳だが、もっと前にこの本があったらよかったと思う。当時の僕の策略は正しかったけれども、摂取量が低すぎたということが分かる。クローン病で悩んでいる友達は、医者の指導と反することはやりたくないという態度だから、いつまでたっても治らないのだ。この本を読めば考え方が変わるかもしれない。ナンバーワンにオススメしたい本だ。

ニキビをアキュテインよりもうまく治療するという最近のレビュー。
　Jeffさんへ
　ちょっと興味ぶかいエピソードです。

１９歳の息子にここ１ヶ月くらいＤ３とＫ２の多量摂取をさせています。１６歳の時からひどいニキビで悩んでいたのですが、それがすっかりきれいになりました。高校３年生の時にアキュテインを試して見ましたが、効果があったのは最初の１年ぐらいで、その後はニキビが戻ってしまいました。私はこのような危険な薬剤を使うことは避けたかったのですが、ティーンエイジャーの息子には大切なことだったので、許可してしまいました。
　Cindy M. から

体外受精の試みを３年間続けていた女性によるレビュー。
Bowles さんへ
私は子宮内膜症持ちで、ここ３年間、妊娠しようとしています。人工授精を３回失敗したので、何か自己免疫関係の問題があるのかもしれないと思って、自分でちょっとリサーチを始めました。アマゾンであなたの本を見つけて、２０１３年２月２６日に買いました。当時の私のＤ３レベルは２５〜３５あたりですごく低かったのです。もう一回人工授精を試みる前に血液のＤ３レベルをできるだけ高くしておきたかったので、Ｋ２と一緒に１日に５万ＩＵを飲むことにしました。これを１ヶ月やってから、摂取量を数週間３万ＩＵにして、今では２万ＩＵにしています。そして血液検査をしました。

　　　送信者：advisory@lifeextension.com
　　　日付：２０１３年３月１９日１５時０８分
　　　件名：ビタミンＤ
　　　血中の２５ヒドロクシビタミンＤレベルは１２９ng/mLです。２週間ビタミンＤをやめて、その後摂取量を半分にして続けてください。理想的な２５ヒドロクシビタミンＤレベルは５０〜８０ng/mLです。２ヶ月ぐらいたったら再検査を受けてください。

このレベルで２０１３年４月にやっと妊娠できました。２０１３年１２月には元気な赤ちゃんを産みました。Bowlesさんの本がすごく助けになりました。どうもありがとうございました。
　K.B. より

ひどいフケ・IBS・腰痛・歯茎の出血で悩んでいた男性からのメール。
　Jeffさん、
　あなたの本は僕の人生を変えた。
　１０年間悩んでいたひどいフケが消えた。
　２０年間悩んでいたIBSが５０％よくなった。
　２年間悩んでいた腰痛が１００％よくなった。
　歯茎からの出血が止まった。
　ありがとう！これからもよろしく。
　Richard C.から
　南アフリカ

ブドウ球菌感染で２０年間悩んでいた男性からのメール。
　Jeffさん、
自分の病気がブドウ球菌感染と白癬だということがとうとう分かった。
２ヶ月ぐらいの間、K２と一緒にD３を２万５千IU摂取してみたら、視覚がよくなってきたけれど、ブドウ球菌感染にも効果はあるのかどうか分からないので教えてください。
これからは１日５万IUでやってみたいと思っている。

　　　Julianさん、
　　　いいことを教えてあげよう。病気治療の９０％は正しい診断にかかっている。
　　　D３の多量摂取は免疫系を劇的にアップさせるから、ほとんどの感染はやっつけられるはずだ。ブドウ球菌感染と戦うのはJulianさんが最初だ。
　　　がんばって。
　　　Jeffより

Jeffさん、
目・顔・口などに感染があるが、ここ２日間５万IU飲んでみて、もう効果が感じられる。ちなみに：

　　　『ビタミンD３の抗菌効果』
　　　[ドイツ語の記事]
　　　著者：Feindt E, Ströder J.
　　　抄録
　　　ラボ実験ではビタミンD３が黄色ブドウ球菌・化膿性連鎖球菌・肺炎桿菌・大腸菌・カンジダ菌(Staphylococcus aureus, Streptococcus pyogenes, Klebsiella pneumoniae, Escherichia coli, Candida albicans)に対して抗菌性を示した。$5 \times 10^4 \sim 9 \times 10^4$ IU/mL のビタミンD３にさらすことで、これらの菌類を殺すまたは増殖制限することが可能だった。

D３が奇跡薬であることは間違いない。僕自身の実験はあと２ヶ月はやってみないと分からないが、今のところでは結果に満足している。

著者について

Jeff T. Bowles は何年も熱心なリサーチをしているという以外、普通の人間です。資格や学位に関係なく、言っている内容を評価してください。ご自分でリサーチしたり、考えることをお忘れなく。Ph.D を持っているからといって、必ずしも賢いとは限りません。肩書きだけで仮説を評価するのは、悲しいほど怠惰なことです。

www.ingramcontent.com/pod-product-compliance
Lightning Source LLC
Chambersburg PA
CBHW030451220526
45464CB00006B/2488